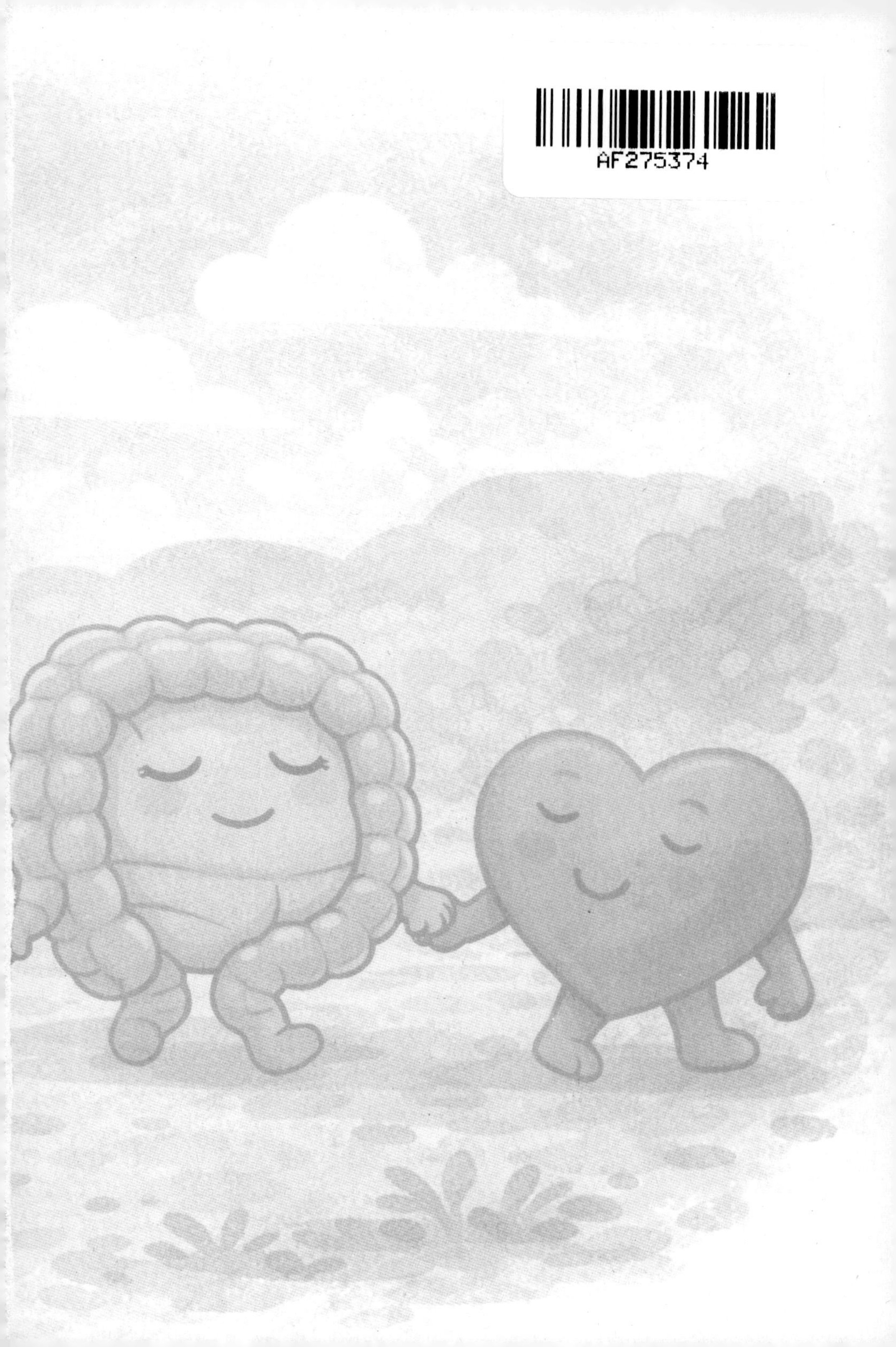

Dra. H. MARÍN

# Metabolismo EMOCIONAL

## Una biología que grita lo que tú callas

www.arcopress.com
@arcopresslibros

© DRA. HAYLEN MARÍN, 2026
© EDITORIAL ALMUZARA S. L., 2025
www.arcopress.com

Primera edición, febrero 2026

ARCOPRESS • SALUD Y BIENESTAR
Dirección editorial: PILAR PIMENTEL
Diseño y maquetación: FERNANDO DE MIGUEL

Editorial Almuzara S. L.
Parque Logístico de Córdoba. Ctra. Palma del Río, km 4
C/8, Nave L2, nº 3. 14005 - Córdoba
info@almuzaralibros.com

Imprime: GRÁFICAS LA PAZ
ISBN: 978-84-10354-91-3
Depósito Legal: CO-113-2026

Este libro es para ti, que abriste sus páginas
buscando más que palabras: que encuentres
aquí una chispa que encienda ideas, te acompañe
en silencios y te recuerde que todo viaje
empieza con un paso… o con una lectura.

HMARÍN

# Índice

# Introducción

## No es tu tiroides: es tu historia

*Tu cuerpo no está intentando sabotearte:*
*está intentando sobrevivirte.*

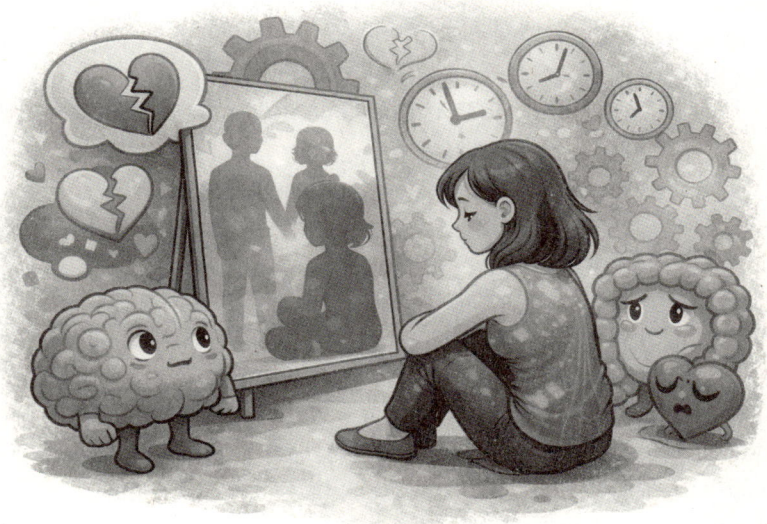

Llegas al médico con fatiga, insomnio, piel seca, cambios de peso y esa sensación constante de estar fallando. Te hacen análisis, sospechan de tu tiroides y, cuando todo sale «dentro de lo normal», te mandan a casa con un «es el estrés».

Y sí…

Es el estrés.

Pero no el estrés de llegar tarde al trabajo o de tener el WhatsApp lleno de mensajes pendientes. Es el estrés que arrastras desde hace

11

años. El que no se resuelve con una semana de vacaciones ni con yoga los domingos. Ese que normalizaste tanto que ya ni siquiera lo llamas por su nombre.

Estamos tan acostumbrados a etiquetar síntomas como patologías que olvidamos algo esencial: una disfunción puede nacer de una bioquímica normal. La tiroides suele convertirse en el sospechoso habitual del mal control del peso, y claro que debe investigarse —es un dato clave en cualquier paciente con labilidad emocional y alteraciones en el peso—. Pero quedarse ahí es insuficiente si se ignora el contexto emocional que lo acompaña.

Es el abandono emocional de la infancia que convertiste en autosuficiencia.

Es la sobreexigencia que llamaste «disciplina».

Es la necesidad de rendir, incluso cuando te estabas cayendo por dentro.

Y entonces, claro, el cuerpo empieza a hacer cosas raras.

Se desacelera. Se inflama.

Deja de quemar grasa, aunque comas bien.

Te hace dormir mal. Te tira al suelo sin energía, aunque no tengas anemia, ni deficiencia de nada, ni virus activo.

La tiroides recibe la culpa, pero no es la responsable.

Tu sistema endocrino no actúa solo. Está entrelazado con tu sistema nervioso, tu eje del estrés, tu inflamación crónica y —aunque no aparezca en un análisis de sangre— tu historia personal.

La psiconeuroinmunología ya suena en congresos, en ponencias y hasta en charlas de café con bata. Pero en la práctica clínica todavía cuesta horrores darle el peso que merece. Cuesta que médicos y psiquiatras entiendan que no son territorios rivales, sino fronteras compartidas. Ambos sistemas se entrelazan, desencadenando inmunomediadores reales que condicionan disfunciones que no se traducen en una analítica rutinaria.

Cuando vives en modo amenaza emocional —aunque no haya un león a la vista— tu eje hipotálamo-hipófisis-adrenal se mantiene hiperactivado. El cortisol hace lo que puede para ayudarte a «funcionar». Pero esa ayuda tiene precio. Y el precio se paga en síntomas.

12

Síntomas que no encajan en ningún protocolo. Que se mueven como tus emociones mal digeridas. Que se acumulan como la rabia que no soltaste, como la tristeza que escondiste, como la culpa que creíste merecer.

Y ahí estás tú, convencida de que hay algo mal en tu metabolismo. De que el problema está en una hormona rebelde.

O en ese médico de cabecera que no te hace caso, cuando tú sabes que algo no anda bien.

Cuando, en realidad, el único error reside en que nadie ha escuchado a tu cuerpo como se escucha una historia, no como algo que funciona mal.

Porque lo que hoy te pesa no es solo tu metabolismo.

Es tu biografía.

Es lo que no dijiste.

Es lo que seguiste haciendo, aunque ya sabías que te apagaba.

No es tu tiroides.

Es tu historia no contada, no llorada, no resuelta.

Y, hasta que no la escuches, tu cuerpo seguirá hablando por ella.

# Bloque I

# CUANDO EL CUERPO HABLA LO QUE LA MENTE CALLA

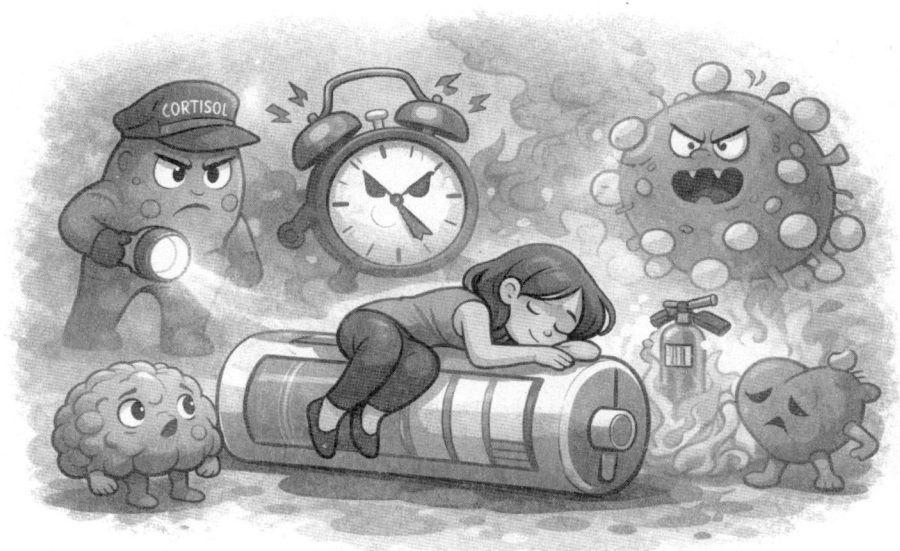

# Capítulo 1
# Tu cuerpo no está roto, está cansado de sobrevivirte

Introducción al concepto de «metabolismo emocional»: una biología que grita lo que tú callas.

¿Alguna vez te has sentido como si los años pasaran y, en lugar de regalarte perspectiva y claridad, simplemente añadieran una capa más de cansancio? Es una sensación conocida: sigues siendo, en esencia, la misma persona que eras a los quince, con dudas parecidas, silencios similares, fragilidades que creías superadas…, solo que ahora, además, te duele la rodilla. Las etapas de la vida cambian, tus exigencias cambian, tu mente cambia, pero hay algo que permanece en primera línea: tu cuerpo, ese testigo fiel que recibe el impacto de todo lo que vives, incluso de lo que dices que ya no te afecta.

Hay quien interpreta ese desgaste como un fallo. Cree que algo «se rompió», que su metabolismo se estropeó, que la edad le cae encima como una sombra pesada o —en tono más dramático— que está pagando el karma de haberse comido un pan a las seis de la tarde. Sin embargo, la mayoría de las veces el cuerpo no está roto: está exhausto. Exhausto de sostenerte, de funcionar incluso cuando tú no puedes, de adaptarse a emociones que no procesas y a ritmos que no respetan su biología.

17

Si lo miras con lógica, la comparación es evidente: cuando tu teléfono cumple dos años, aceptas sin protestar que la batería dure menos, que el sistema vaya más lento o que necesite reinicios periódicos. Hay indulgencia para un aparato. Pero para tu cuerpo no. Le exiges funcionar como si fuera nuevo, sin desgaste, sin actualizaciones, sin margen de error. Le pides que se comporte como un asistente silencioso que jamás se cansa, jamás protesta y jamás se equivoca. Y eso, simplemente, no es realista.

Lo que tú llamas «síntomas» —esa piel que se inflama, esa digestión que protesta, esa energía que se apaga sin aviso— no son fallos técnicos. Son mensajes. Son avisos del sistema que intentan contarte algo que llevas tiempo ignorando. El problema no es su lenguaje, sino que no nos enseñaron a escucharlo. Nos entrenaron para seguir, para producir, para rendir, para no detenernos. Y, en ese afán, perdimos la capacidad de interpretar señales básicas que el cuerpo emite para avisarnos de que algo interno está desbordado.

Tu cuerpo ha sobrevivido a cada etapa emocional a cuya cara decidiste no mirar. A cada noche en la que no dormiste, no por insomnio, sino por rumiación. A cada relación que no te sostenía, pero que tú sostenías igual. A cada «estoy bien» que dijiste con la mandíbula tensa, el pecho apretado y el abdomen inflamado. Ha sobrevivido a tu silencio y a tu autoexigencia, a tus ritmos y a tus desbordes.

El cuerpo resiste.

Hasta que ya no puede más.

Y, cuando se cansa, no levanta pancartas ni hace huelga con consignas. La huelga se manifiesta en síntomas: dolor, inflamación, cansancio extremo, alteraciones digestivas o insomnio. Es ahí cuando muchos dicen: «Me enfermé». Pero yo prefiero llamarlo por su nombre real: un agotamiento biológico por exceso de supervivencia.

El término *metabolismo emocional* no es decoración ni moda, sino una manera honesta de explicar que tu biología no está separada de tu historia personal. Lo que sientes, lo que vives y lo que tragas sin digerir —emocionalmente hablando— termina expresándose en tu cuerpo. Tu organismo no opera aislado: responde a cómo comes, a lo que piensas mientras comes, a lo que te dices mientras entrenas, al modo en que descansas o finges descansar, al entorno en el que trabajas y al ritmo que tu mente le impone.

Tu eje del estrés funciona en hipervigilancia cuando interpreta amenaza, incluso si esa amenaza consiste en un correo sin respuesta o una conversación pendiente. Tu inflamación de bajo grado actúa como una herida pequeña que no mata, pero incomoda; y tu sistema inmune lanza citoquinas como bengalas que piden auxilio, intentando que alguno de tus síntomas sea lo bastante molesto como para obligarte a detenerte. Tu sistema nervioso, siempre atento, interpreta cada silencio incómodo, cada mirada ambigua y cada error mínimo como un posible riesgo.

Y tú, en mitad de esa tormenta silenciosa, crees que necesitas otra dieta.

Cuando lo que necesitas es otro ritmo.

Otra narrativa interna.

Otra forma de hablarte.

Otra manera de exigirte.

Y, ojalá, otra forma de cuidarte.

Tu cuerpo no te traiciona: te traduce.

Todo lo que callas él lo grita.

Todo lo que bloqueas él lo metaboliza.

Todo lo que pospones él lo sostiene por ti.

Por eso no tiene sentido castigarlo con rutinas extremas, suplementos innecesarios o ayunos que funcionan más como penitencia que como autocuidado. A veces, parece que tratamos a nuestro cuerpo como un enemigo que debe ser doblegado, cuando en realidad solo necesita que lo incluyas en la ecuación de tu vida emocional.

No está roto.

No te está fallando.

Está esperando que empieces a vivir con él, y no contra él.

Y, si soy honesta, me encantaría decirte que encontrarás un médico con tiempo para acompañarte en este proceso. Pero la realidad es que la práctica clínica sigue priorizando lo medible, lo visible y lo orgánico; y pocas veces hay espacio para nombrar aquello que ocurre en capas más profundas, donde lo emocional y lo fisiológico se mezclan de forma inseparable. Por eso, aunque existan profesionales que sí comprenden este lenguaje, es probable que seas tú quien tenga que iniciar el camino: validando tus sensaciones, confiando en tu percepción interna y decidiendo, por fin, hacer algo distinto.

Porque vivir sano, comer bien, descansar y moverse no es un concepto revolucionario. Es volver a lo esencial.

Redescubrir el agua tibia.

Recordar que la biología nunca se fue: solo dejó de ser escuchada.

*En un mundo tan agitado, tan demandante, tan automatizado, básicamente te estoy pidiendo algo que parece heroico: que respires sin tenerlo programado.*

## Capítulo 2
# El cortisol te está cuidando... mal, pero cuidando

### Cómo el estrés crónico redefine tu metabolismo, tus decisiones y tu percepción de amenaza.

Antes de que existieran las citoquinas, las moléculas pequeñas de moda y los términos con demasiadas sílabas diseñados para sonar inteligentes, ya conocíamos el cortisol. Siempre estuvo allí, en silencio, sosteniéndonos cuando el mundo se ponía feo. Era —y sigue siendo— una hormona protectora, una especie de soldado leal cuyo trabajo consistía en mantenerte vivo en situaciones de peligro real. Pero, con el tiempo, se le hizo una mala prensa injusta: se lo acusó de provocar aumentos de peso, inflamaciones y enfermedades, de arruinar metabólicamente a cualquiera que osara vivir estresado. Y, aunque algunos de esos síntomas existen en condiciones clínicas específicas, el problema nunca ha sido el cortisol en sí, sino el sistema emocional en el que ha quedado atrapado.

La mayoría de las personas escucha «cortisol» y piensa automáticamente en gordura abdominal, fatiga crónica, piel opaca, insomnio u ojeras profundas; y quienes lo conocen un poco más, en manifestaciones como estrías rojizas, la llamada «giba» supraclavicular o esa «carilla de medialuna» típica del hipercortisolismo. Sí, esos signos existen, pero pertenecen a patologías endocrinas bien definidas. El cortisol, en su estado fisiológico, no es un enemigo: es el mensajero que modula tu inflamación, moviliza energía cuando la necesitas y ajusta tu metabolismo para que puedas sobrevivir en momentos difíciles. Es el héroe que evita que una inflamación se descontrole,

21

que un disgusto te hunda por completo o que una infección leve se convierta en un infierno.

El problema aparece cuando el sistema que regula al cortisol vive encendido demasiado tiempo. Cuando tu cuerpo interpreta que cada correo, cada silencio incómodo, cada mirada ambigua o cada conversación pendiente son una amenaza. Entonces, el cortisol deja de funcionar como respuesta puntual y se vuelve un ruido de fondo: un chisporroteo constante, como una radio vieja que no termina de sintonizarse. Y esa desregulación —no un Cushing ni un Addison— es hoy la verdadera epidemia silenciosa.

Hablar de patologías clásicas sí implica excesos o déficits reales:

- En el síndrome de Cushing, el exceso sostenido de cortisol produce hipertensión, obesidad central, fragilidad cutánea, estrías rojas y cambios neuropsiquiátricos.
- En la enfermedad de Addison, ocurre lo contrario: el cuerpo no produce suficiente cortisol (y en muchos casos tampoco aldosterona), lo cual genera fatiga extrema, pérdida de peso, hipotensión aguda e hiperpigmentación de piel y mucosas.

Eso es disfunción médica pura y dura. Pero la mayor carga actual no proviene de estas enfermedades infrecuentes, sino de una desregulación emocional crónica del cortisol que no aparece en analíticas, pero sí en cómo vives.

Es esta desregulación la que ha dado pie a conceptos que vemos repetidos en redes —«metabolismo lento», «inflamación crónica», «hambre emocional» o «resistencia hormonal»— que nacen de algo real pero suelen explicarse de forma errónea. No es que el cuerpo se vuelva perezoso, sino que, bajo estrés sostenido, reorganiza sus prioridades. El metabolismo basal es el que es, definido por tu composición corporal y tu biología; pero, cuando el sistema interpreta que estás en peligro, redirige recursos a la defensa, activa modos de ahorro y altera el uso de energía. No es que «comes menos y engordas»: es que tu cuerpo cree que debe resistir, no optimizar.

La inflamación de bajo grado también se perpetúa bajo estrés. Aunque el cortisol es antiinflamatorio por naturaleza, cuando permanece elevado mucho tiempo, las células inmunes dejan de responder correctamente a su señal. Esto se conoce como «resistencia a glucocorticoides», es decir, el cuerpo intenta apagar el fuego, pero la manguera deja de funcionar. Entonces aparecen síntomas inespecíficos, molestias que no encajan en diagnósticos clásicos, aumentos de sensibilidad, dolores difusos o fatiga sin causa aparente. No son «invenciones», son expresiones de un sistema inmune desorientado.

El sueño también se fragmenta. Un cerebro en alerta no puede permitirse descansar profundo. Duermes, sí, pero en capas, vigilante, como si algo pudiera romperse durante la noche. Esa falta de descanso fragmenta tu regulación emocional, afecta a la memoria, a la sensibilidad al estrés y al apetito. Y aquí entramos en una de las alteraciones más frecuentes pero menos conocidas: la resistencia a la leptina. La leptina es la hormona que le dice al cerebro: «Ya hay suficiente energía, puedes dejar de comer». Pero, cuando hay inflamación crónica, el cerebro deja de escuchar el mensaje. Así, aun con reservas de sobra, tu cuerpo siente que falta energía. Aparecen hambre emocional, antojos nocturnos y dificultad para sentir saciedad. No es falta de fuerza de voluntad: es biología confundida.

Cuando el cuerpo siente que las reservas no se reponen bien, recurre a la ruta rápida: azúcar, sal y grasa.

Funciona.

El chocolate calma.

Pero no sostiene.

Y así, un mecanismo diseñado para la supervivencia termina convertido en enfermedad: obesidad visceral, resistencia a la insulina, hipertensión y alteraciones metabólicas que nacieron —irónicamente— de un intento del cuerpo por protegerte. Lo puntual es supervivencia; lo habitual, si no cambias el ritmo, termina siendo patología.

Mientras tanto, tú sigues viviendo como si nada ocurriera. Aceptas estar agotado como algo normal. Aceptas dormir mal como parte de la edad. Aceptas necesitar tres cafés como un estilo de vida. Pero nada de eso es normal. Es tu cortisol trabajando horas extras en una empresa emocional que nunca cierra, intentando salvarte de

23

peligros que ya no existen o que, en realidad, nunca constituyeron peligros biológicos.

Aquí entra una buena noticia: este ciclo no es irreversible. La biología no se queda atrapada cuando recibe nuevas señales. El cortisol no exige perfección; exige pausas. Pide que dejes de reaccionar a un correo como si fuera un depredador, que no conviertas la anticipación en amenaza constante, que construyas pequeños espacios —minutos, no horas— donde tu sistema nervioso pueda bajar la guardia. A veces, regular el cortisol no empieza con grandes cambios, sino con gestos mínimos: relativizar una expectativa que te asfixia, soltar un rol que ya no te corresponde, apagar una pantalla antes de que te apague a ti, respirar sin prisa aunque el día siga corriendo... Son decisiones casi imperceptibles que envían un mensaje directo al cuerpo: «Ya no estamos en guerra».

Tu fisiología sabe volver al equilibrio. Está diseñada para ello. Lo único que necesita son señales claras de que el peligro ha pasado. Ese es el trabajo profundo: enseñarle a tu cuerpo que no tiene por qué salvarte todo el tiempo, para que tú puedas empezar a salvarlo... desde la calma y no desde la supervivencia.

El cortisol te está cuidando. Solo que ya no sabe cómo. Porque no fue diseñado para gestionar correos pasivo-agresivos, plazos absurdos ni alarmas digitales. Fue diseñado para salvarte del león, del frío extremo, del hambre real y de la guerra física, no de la guerra emocional interna que tú mismo perpetúas cada día. Así que la próxima vez que pienses en el cortisol como el enemigo, recuerda esto: no te está traicionando, te está protegiendo... de ti mismo. Y, mientras sigas alimentando amenazas ficticias, él seguirá peleando batallas reales en tu bioquímica. Hasta que entiendas que moderar el estrés no es un lujo. Es un acto de supervivencia. Moderno. Urgente. Y profundamente biológico.

*El cortisol no es tu enemigo: es tu espejo.*

## Capítulo 3
# Inflamación: cuando tu sistema inmune se inmiscuye en tus dramas

### Psiconeuroinmunología para humanos sin tiempo: ¿por qué tus emociones afectan tu inmunidad?

La inflamación no es tu enemiga. Es tu altavoz. Cuando te cortas, se inflama. Cuando te infectas, se inflama. Cuando algo dentro de ti amenaza con romper el equilibrio, tu cuerpo responde con inflamación. Y eso está bien. La inflamación, en esencia, es un proceso de resolución: una secuencia perfectamente orquestada que marca el sitio del daño, llama a los encargados de repararlo y evita que la herida sea peor. La inflamación aguda es el acto heroico del sistema inmune: roja, caliente, dolorosa, hinchada…, pero funcional. Pone límites, señala dónde actuar, activa recursos, cierra el capítulo y permite que el tejido se recupere. Ese es su trabajo y lo hace bien.

El problema no es inflamarse: el problema es inflamarse todo el tiempo.

Ahí aparece la inflamación crónica:
• Silenciosa.
• Sistémica.
• Persistente.

Un incendio de bajo grado que no mata rápido, pero deteriora estructuras poco a poco, desgastándote por dentro mientras tú sigues aparentemente funcional por fuera. Lo peor es que ocurre sin que te des cuenta, porque no siempre duele y porque no se comporta como las inflamaciones que conoces; no se enrojece, no late, no arde. Solo consume.

¿Por qué ocurre esto? Porque, al igual que tú, el sistema inmune también se agota. Está diseñado para responder a amenazas cortas e intensas, no para vivir en un campo de batalla emocional que nunca termina. Cuando vives en modo estrés crónico, multitarea emocional, hambre emocional y cortisol permanentemente activado, la inflamación deja de ser un evento puntual y resolutivo para convertirse en un estado basal patológico. El cuerpo, incapaz de identificar una sola causa concreta, empieza a atrincherarse y a actuar como si todo —literalmente, todo— fuera una herida. Y ahí empiezan las distorsiones.

Bajo ese estado, tu biología no distingue entre una fractura ósea y un corazón roto; no porque «las emociones se vuelvan físicas de forma mágica», sino porque el sistema inmune interpreta el estrés psicosocial como una amenaza biológica. Cuando esa percepción se sostiene en el tiempo, la inflamación pasa de ser una respuesta útil a una respuesta dañina, que ya no sabe cuándo apagarse. Así, cada mínimo estímulo emocional se convierte en un disparador inflamatorio:

- Un mensaje sin responder: herida.
- Una discusión pendiente: herida.
- Una autoexigencia desmedida: herida.
- Un pasado emocional no resuelto: herida.

Todo se interpreta como un evento que requiere defensa; y, como el sistema inmune no tiene ojos ni contexto, responde a lo que interpreta, no a lo que sucede en realidad.

Y, cuando la inflamación se vuelve sistémica, empiezan los síntomas «fantasma»:

- Dolor articular migratorio.
- Cansancio que no mejora ni durmiendo diez horas.
- Digestiones lentas y erráticas.
- Dolor de cabeza crónico.

• Estados anímicos depresivos sutiles pero constantes.

¿Por qué ocurre esto? Porque la inflamación actúa como un mensajero caótico que altera múltiples sistemas a la vez. Afecta la transmisión nerviosa, irrita las terminaciones sensoriales sin causar daño estructural visible, interfiere con neurotransmisores como la serotonina, ralentiza la motilidad digestiva y modifica la sensibilidad al dolor. No es que «te lo estés imaginando»; es que tu biología está operando con un incendio de bajo grado que distorsiona la forma en que tu cuerpo procesa señales.

Y, como nadie nos enseñó a interpretar estos síntomas, llegan las etiquetas superficiales: fibromialgia, síndrome de fatiga crónica, migraña resistente, colon irritable… Palabras grandes que nombran sin explicar. No invalidan lo que sientes, pero no necesariamente te dicen por qué ocurre.

Te cuento el caso de una paciente que tuve hace poco. Treinta años. Consulta por migrañas agudas, resistentes a todos los tratamientos preventivos y de rescate. Había probado medicamentos, terapias alternativas, ajustes alimentarios… Pero nada funcionaba. Cuando revisamos su analítica, aparecieron tres hallazgos sutiles: ANA 1/60, PCR ligeramente elevada y un dolor articular crónico no estructural. No era lupus. No era artritis reumatoide. No había una enfermedad autoinmune «oficial». Pero sí había una inflamación sistémica activa, disfrazada de migraña, de dolor, de cansancio, de desconexión. Y aquí es donde hay que tener cuidado: ANA y PCR no confirman nada por sí solos; son marcadores inespecíficos. Pero, en contexto, pueden ser pistas que apuntan hacia un fondo inflamatorio que la clínica ya sospechaba.

Treinta años. Y ya limitada en su calidad de vida por una inflamación crónica alimentada debida al estrés emocional. Y no es un caso aislado. Cada vez aparece más temprano. El cuerpo ya no espera a los sesenta para quejarse. Hoy, a los treinta, incluso a los veinticinco, hay jóvenes inflamados, cansados, desconectados, viviendo con síntomas que asumen como identidad y no como alarma. No es solo genética. No es solo mala suerte. Es estilo de vida. Es hambre emocional. Es estrés crónico. Es una microbiota maltratada. Es cortisol sin descanso. Es una vida que exige más de lo que regula.

Tu sistema inmune no es tonto. Solo está peleando guerras que tú mismo le declaraste sin darte cuenta. Y lo hace con las herramientas que tiene: inflamación, dolor, cansancio... Señales imprecisas que intentan obligarte a parar.

Así que la próxima vez que alguien te diga que «es normal» sentir dolor, fatiga o inflamación crónica, recuerda esto: normal no es lo que le pasa a la mayoría; normal es lo que debería ocurrir cuando estamos en armonía. Si no estás en armonía, entonces no es normal, es inflamación sistémica alimentada por tus emociones y tu forma de vivir.

Y aquí llega la reflexión que falta siempre en la consulta y que la editorial pide introducir: cómo empezar a revertir este proceso, cómo identificar el origen cuando todo parece mezclado. No es tan abstracto como cabría pensar. Lo primero es reconocer el patrón: inflamación que aparece sin causa clara, síntomas que fluctúan, cansancio que no mejora, digestiones inestables, dolor que migra, emociones que pesan... El cuerpo muestra lo que la mente oculta. Y muchas veces el origen no es único: puede tratarse de estrés emocional no resuelto, una microbiota desequilibrada, un sueño fragmentado, un cortisol desregulado... El primer paso no consiste en buscar diagnósticos exóticos, sino en observar cómo vives. La inflamación emocional empieza a revertirse cuando el cuerpo recibe señales consistentes de seguridad: dormir mejor, bajar las demandas internas, respirar profundo, reducir la exposición a estímulos que sobrecargan o devolverle la calma al sistema nervioso. No necesitas soluciones heroicas: necesitas un entorno que deje de parecer una amenaza.

Y, sí, puedes empezar a cambiarlo. Pero no esperando un diagnóstico, sino escuchando lo que tu cuerpo ya está gritando.

*La inflamación no mata en silencio:*
*grita lo que tú no te atreves a decir.*

## Capítulo 4
# ¿Y si tu grasa tuviera memoria?

El tejido adiposo como archivo emocional: trauma, protección y metabolismo en una misma célula.

No engordas solo porque comes. Engordas también por todo aquello que tu cuerpo no logra digerir emocionalmente. Durante años hemos tratado a la grasa como un enemigo visible, como algo que debe ser exterminado, eliminado, castigado. Pero lo que hemos llamado «grasa» con desprecio es, en realidad, uno de los órganos más fascinantes y complejos del cuerpo humano. No es un simple depósito de calorías: es un órgano vivo, endocrino, inteligente, con capacidad de adaptación, comunicación interna y memoria biológica. Un archivo que guarda información sobre tus hábitos, tus experiencias, tus traumas y tus mecanismos de supervivencia.

Existen varios tipos de grasa en el cuerpo:
- Grasa blanca, que almacena energía.
- Grasa parda, que la quema, pues actúa como un pequeño horno interno.
- Grasa *beige* o gris, capaz de comportarse como parda o blanca según las necesidades y los estímulos que reciba.

Y no solo están ahí ocupando espacio, sino que son células activas que secretan interleucinas, citoquinas y hormonas como la leptina

—encargada de regular el hambre y transmitir al cerebro el estado de las reservas energéticas—, además de modular neurotransmisores como la serotonina, que influye en tu estado anímico, tu conducta alimentaria y tu percepción del placer. Esto es importante porque convierte al tejido adiposo en un verdadero centro de coordinación metabólica y emocional. No es pasivo: responde a cómo comes, cómo duermes, cómo sientes y cómo te hablas.

El tejido adiposo no es malo. Se convierte en un problema cuando deja de ser funcional y se vuelve inflamatorio. Cuando ya no solo guarda energía, sino que retiene inflamación, trauma y patrones antiguos de supervivencia. Y aquí entra uno de los conceptos más importantes —y más ignorados— del metabolismo: el adipostato. El adipostato es como el termostato de tu peso corporal, una programación neurológica que define qué cantidad de grasa considera «segura» para ti. Esa seguridad no es estética, sino evolutiva: el cuerpo prefiere prevenir hambrunas imaginarias antes que arriesgarse a quedarse sin energía.

Modificar el adipostato no es inmediato, porque no responde a días ni a semanas: responde a años. Cuando mantienes un peso elevado durante mucho tiempo, el cerebro ajusta ese nivel como su nuevo «normal». Y cuando intentas bajar de forma brusca, no interpreta intención de salud: interpreta peligro. Lo traduce como amenaza biológica, baja el gasto energético, aumenta el apetito, intensifica antojos y activa toda su maquinaria hormonal para devolverte al punto que considera seguro. No es sabotaje: es supervivencia mal calibrada.

En ese contexto aparece uno de los fenómenos más incomprendidos: la resistencia a la leptina. La leptina debería avisarle al cerebro: «Ya hay suficiente grasa, puedes dejar de comer». Pero, cuando el tejido adiposo está inflamado —como ocurre en la obesidad, el estrés crónico o la mala calidad del sueño—, la señal ya no llega bien. El cerebro deja de escuchar. ¿El resultado? Sigues sintiendo hambre, aunque biológicamente no la necesites. No es debilidad: es una desconexión entre la hormona y la interpretación cerebral.

Y no estás solo en esa trampa, pues suele venir acompañada de la resistencia a la insulina. Tu cuerpo necesita más insulina para manejar la misma cantidad de glucosa, y esto tiene consecuencias importantes: más inflamación, mayor facilidad para almacenar grasa, menor flexibilidad metabólica y un estado permanente de «alerta energética» que distorsiona tus decisiones. Este mecanismo aparece porque la insulina también se altera en ambientes inflamatorios: las células dejan de responder de forma adecuada y el cuerpo compensa elevando sus niveles. No es un error: es un intento de resolución que, sostenido demasiado tiempo, se vuelve problema.

La inflamación crónica alimentada por el estrés emocional cierra el círculo perfecto para mantenerte atrapado. La grasa genera inflamación. La inflamación altera la sensibilidad hormonal. La alteración hormonal perpetúa el sobrepeso. Y cada intento desesperado de corregir el síntoma sin atender la causa refuerza el mismo patrón que intentas romper.

La grasa, además de energía, guarda historias:
• Atracones de tristeza.
• Cenas de ansiedad.
• Desayunos de culpa.
• Almuerzos de soledad.

Guarda todo lo que no pudiste decir y todo lo que no supiste sanar. Guarda silencios, pérdidas, noches difíciles, etapas de supervivencia que nunca cerraste del todo. Y, a medida que se acumula, tu relación con la comida se vuelve ambigua: odias comer, pero necesitas comer; buscas consuelo en el plato, pero te castigas después; comes para calmar una emoción que no entiendes y terminas creando otra. Tu peso deja de ser fisiología y se convierte también en una forma de protección emocional. A veces es una barrera visible contra un mundo que te hirió. A veces es una armadura inconsciente. A veces es un castigo silencioso.

Y aquí vale la pena detenerse un segundo: cuando un cuerpo vive inflamado de forma crónica, incluso sus decisiones se distorsionan. El hambre emocional se dispara. La autorregulación se reduce. Las decisiones impulsivas —comer sin control, no moverte o postergar tu autocuidado— no son falta de disciplina, son señales de un

31

sistema que percibe peligro todo el tiempo. Un cuerpo inflamado ya no prioriza tu bienestar; prioriza que sobrevivas un día más. Aunque eso implique elegir una *pizza* a las dos de la mañana sabiendo que vas a arrepentirte, el cuerpo, en ese momento, no está eligiendo placer: está eligiendo alivio inmediato.

Por eso, en consulta, cada vez veo más personas jóvenes atrapadas en cuerpos que ya no entienden, y que tampoco sienten como propios. Llegan buscando una hormona culpable, un órgano que falle, un diagnóstico que explique su desconexión. Traen analíticas normales, exámenes normales, resultados normales. Pero nada de eso refleja lo que sienten, porque lo que está alterado no siempre aparece en una analítica. Y no es que estén rotos: es que la identidad corporal emocional ya no coincide con la biología que habitan. El cuerpo habla un idioma que no reconocen, y esa desconexión pesa más que cualquier kilo visible.

Porque no basta con perder peso. No basta con contar calorías. No basta con repetir mantras de amor propio. Hay que reconstruir el vínculo entre el cuerpo y la historia que guarda. Hay que enseñarle a ese cuerpo que ya no necesita defenderse como antes, que ya no estás en aquel momento doloroso, que ya no hace falta almacenar cada emoción en forma de tejido vivo.

*El cuerpo no acumula grasa por error.*
*Acumula historia.*
*Y, hasta que no sanes tu historia, tu cuerpo seguirá*
*recordándola por ti.*

## Capítulo 5
# Cuando lo que pesa no es la grasa, sino la vida

### Cuando el sobrepeso no es exceso de comida, sino de historia emocional sin digerir

No todo lo que pesa en ti es grasa. A veces, pesa la historia que estás intentando cambiar. Decidir hacer un cambio de vida saludable no es solo cuestión de voluntad o disciplina; es enfrentarte a rutinas, a patrones profundos que te han sostenido durante años y también a la resistencia silenciosa que el entorno ejerce sobre ti cuando comienzas a moverte diferente. Porque cuando decides comer distinto, descansar distinto y vivir distinto, no solo cambias tú: cambias la forma en que otros se ven a sí mismos a través de ti. Y créeme: pocos manejan bien ese reflejo.

De repente, empiezas a escuchar comentarios que parecen inofensivos pero llevan veneno de baja dosis:

- «¿No vas a brindar?».
- «¿Otra vez al gimnasio?».
- «¿Para qué tanto esfuerzo, si estás igual?».

No son ataques directos: son mecanismos de defensa. Pequeñas punzadas disfrazadas de broma que no hablan de ti, sino de la incomodidad que tu cambio provoca en quienes preferirían no moverse de su propio hábito. Tu proceso les recuerda que ellos también podrían hacerlo…, pero no lo hacen. Y como es más fácil cuestionar al

33

que cambia que enfrentarse al espejo propio, el entorno se resiste. El problema no es tu avance: es el ruido que tu avance genera.

**El duelo de los cambios invisibles**
Por otro lado, está tu propio duelo: el de no ver cambios (todavía). El cuerpo tarda en modificar lo que la mente decide en un segundo. Cambiar hábitos saludables no produce efectos inmediatos en el espejo ni aplausos en la báscula. Los primeros cambios son invisibles:
- Mejor regulación de insulina.
- Reducción de la inflamación sistémica.
- Mejora del sueño, del estado de ánimo y de la claridad mental.

Pero nadie aplaude una PCR que baja, nadie celebra una glucemia estable. El mundo solo valora las fotos de «antes y después», como si el único testigo válido del progreso fuera la superficie de la piel. Y ahí aparece la duda silenciosa: ¿vale la pena todo esto si no puedo mostrarlo? La respuesta es sí. Vale cada célula que empieza a sanar, aunque tú no la veas. Vale cada día en el que tu cuerpo empieza a confiar en ti un poco más.

Y, aunque te cueste, algo que debes aprender —no por cortesía social, sino por dignidad biológica— es que vives para ti, no para los demás. No tienes por qué justificarte ante nadie. Si te sientes bien, ya es razón suficiente para sostener el cambio.

**Los atajos: entre ciencia y desesperación**
Y luego están los atajos. Esos que brillan como sirenas en un mar de incertidumbre. Los análogos de GLP-1 (semaglutida, liraglutida) nunca habían tenido tanto protagonismo. Se ofrecen como soluciones casi mágicas:
- Control del apetito.
- Pérdida rápida de peso.
- Disminución de la ansiedad por comer.

Y no es que estén mal. Son herramientas válidas en personas que realmente las necesitan, porque su mecanismo de acción está bien descrito: actúan sobre receptores del hipotálamo que modulan el hambre y la saciedad, y enlentecen el vaciamiento gástrico. El problema está en cuando se convierten en sustituto emocional del trabajo profundo. Cuando ves al medicamento como salvador y no como apoyo, olvidas que bajar kilos sin reconstruir identidad, hábitos y narrativa interna no es bajar peso: es bajar números. El adipostato sigue allí. La memoria emocional sigue allí. Y, sin reprogramar esa base, el rebote no es posibilidad: es probabilidad casi garantizada.

Llevar una vida saludable es un acto de resistencia silenciosa. Es seguir entrenando aunque nadie lo note. Es elegir no beber cuando todos lo celebran. Es dormir temprano aunque la noche te llame. Es comer mejor aunque la ansiedad susurre. Es romper un patrón que no solo habita en tu cuerpo, sino también en tu historia. Y eso, aunque pesa más que la grasa misma, vale la pena.

Porque cada hábito sostenido actúa como un voto fisiológico que le recuerda a tu biología que eliges vivir, no sobrevivir. Tu cuerpo no entiende discursos motivacionales; entiende repeticiones. Entiende consistencia. Entiende que volver cada día, aunque sea con poco, es una señal de seguridad, y la seguridad es el origen de cualquier cambio metabólico profundo.

*Los kilos que más pesan no son los que ves en el espejo. Son los que sueltas cuando dejas de vivir para complacer a los demás.*

## Capítulo 6

# El cuerpo como archivo silencioso: lo que tu fisiología recuerda cuando tú ya no

Cómo los microtraumas, las dinámicas familiares
y las antiguas adaptaciones quedan grabados
en tu biología, para afectar a tu metabolismo,
tu inflamación y tu conducta sin que seas consciente.

Hay verdades incómodas que evitamos porque duelen menos si se dejan en abstracto. Una de las más difíciles de asumir es que somos, en gran medida, el resultado de nuestras heridas. Y no hace falta un grave accidente, un trauma digno de película o un diagnóstico psiquiátrico para que el cuerpo quede marcado. A veces, basta con una palabra dicha por la persona equivocada, un gesto de desdén en el momento preciso, un silencio donde esperábamos un abrazo, una frase que cayó como una losa cuando éramos demasiado pequeños para entenderla y demasiado sensibles para olvidarla. Son esas pequeñas grietas las que con más frecuencia se convierten en cicatrices biológicas.

Yo, por ejemplo, aún recuerdo el estrés absurdo de leer en voz alta en clase. Ese momento anticipatorio donde no escuchaba la lectura, sino mi propio conteo mental: cuántos alumnos faltaban hasta llegar a mí, qué párrafo me tocaría, si estaría perfecta la dicción... No era un trauma; era una exigencia minúscula, repetida cientos de veces, suficiente para instalar la idea de que equivocarse era peligroso. Primera cicatriz. Aprendizaje: adelántate siempre. Contrólalo todo. No falles. Y lo que en su momento fue una estrategia de supervivencia escolar terminó filtrándose en cada rincón de la vida adulta.

La memoria somática funciona así: el cuerpo guarda aquello que la mente decide archivar o minimizar. La interocepción —esa capacidad de sentirte desde dentro— recoge señales que, de tan antiguas, ya no distingues. El cuerpo recuerda qué significaba una mirada desaprobadora, un regaño, un abandono pequeño, una crítica repetida, y responde con el mismo patrón aunque hoy seas un adulto con recursos. Por eso, a veces, algo que «ya no debería afectarte» activa tus alarmas biológicas: porque el cuerpo, a diferencia de la mente, no racionaliza. Solo registra. Y sobrevive.

Las experiencias tempranas moldean el eje hipotálamo–hipófisis–adrenal (el famoso HPA), que regula la respuesta al estrés. Un niño que aprendió a anticipar el peligro —aunque ese peligro fuera una maestra impaciente, una casa donde había que caminar en silencio o un padre emocionalmente inaccesible— desarrolla un cortisol anticipatorio. Su cuerpo libera hormonas antes de que se materialice la amenaza, porque aprendió que esperar resultaba demasiado arriesgado. Es una neuroplasticidad defensiva: el sistema nervioso se reorganiza para sobrevivir, no para ser feliz. Y este patrón, si se repite lo suficiente, altera receptores, sensibilidades, inflamación, sueño, apetito y conducta. No porque estés roto, sino porque tu biología hizo lo que pudo con lo que tenía.

Podríamos pensar que esto se queda en la infancia, pero no. La fisiología funciona como un sistema operativo con archivos ocultos: tú no los ves, pero controlan tu comportamiento. Ahí vive la epigenética, ese mecanismo que permite que el ambiente modifique la lectura de tus genes. El estrés crónico, la invalidación emocional y la exposición constante al conflicto o al silencio tenso pueden dejar marcas químicas en tu ADN que, sin cambiar tu secuencia, cambian el modo en que respondes al mundo. Esas marcas afectan a los genes reguladores del estrés, alteran tu inflamación basal y modifican la forma en que percibes una seguridad o una amenaza. Y, aunque puedas no recordar las escenas originales, tu cuerpo sí recuerda la emoción.

No heredamos solo genes; heredamos dinámicas. Si creciste en una familia donde el conflicto se evitaba, aprenderás a tragarte tus emociones. Si creciste donde el afecto se medía con exigencias, aprenderás a merecer amor produciendo. Si creciste donde el silencio valía más que la palabra, aprenderás a callarte incluso cuando algo dentro de ti ruge. Esos patrones de regulación emocional se vuelven fisiología. El apego, la validación, la exigencia, la imprevisibilidad..., todo ello modula tu cortisol, tu tono vagal, tu inflamación, tu sueño, tu apetito. Y no es metafórico: es biología en acción.

La biología no olvida, porque su prioridad consiste en protegerte. Lo que un día te ayudó a sobrevivir puede estar enfermándote hoy. Comer rápido porque de pequeño la comida podía escasear. No confiar porque confiar dolió. Anticiparlo todo porque equivocarte tenía consecuencias. Reaccionar en exceso porque mostrarte sensible era peligroso. Colapsar cuando te abruman porque nadie te enseñó a regularte. Cada una de esas adaptaciones resultó útil; pero hoy, quizá, ya no. Sin embargo, el cuerpo no sabe que cambiaste de entorno; solo sabe que aprendió un patrón y que lo repetirá mientras no reciba señales distintas.

Y así, la memoria corporal se manifiesta con una claridad cruel. Aparece como síntomas que no encajan en ninguna categoría médica clásica, pero que tú conoces de sobra:
- Tensión muscular constante.
- Inflamación sin causa médica aparente.
- Episodios de fatiga que no mejoran.
- Alteraciones digestivas.
Atracones emocionales.
- Insomnio anticipatorio.
- Sobrerreacción a estímulos neutros.

Y aquí conviene diferenciar entre lo que la medicina llama «síndrome» y lo que realmente es un patrón fisiológico aprendido. Tu

38

cuerpo no está inventando el malestar, sino ejecutando un archivo antiguo que le enseñó a protegerse así.

El cuerpo no miente. Aprende por repetición, no por intención. No le importa cuántas veces te digas frente al espejo que «estás bien», si tus hábitos le envían señales contrarias. Le importa lo que haces todos los días: si respiras rápido o lento, si comes con prisa o con calma, si duermes o sobrevives a la noche, si pones límites o los rompes, si te hablas con ternura o con violencia. Todo eso es información biológica. Tus hábitos son mensajes: o le dicen «estamos seguros», o le dicen «algo anda mal». Y, en función de eso, regula la inflamación, el cortisol, la digestión, la energía, el apetito y la conducta.

La pregunta inevitable es si se puede reescribir este archivo. Sí, pero no de golpe. La memoria fisiológica no responde a discursos motivacionales ni a cambios drásticos; responde a señales repetidas de seguridad. Se reprograma regulando el eje HPA poco a poco, mejorando el tono vagal con respiración y pausa, disminuyendo la inflamación basal con descanso real, construyendo espacios donde el cuerpo pueda soltar la hipervigilancia. No es fuerza de voluntad: es consistencia. No es cambiar de vida en un fin de semana: es enseñarle a tu cuerpo, día tras día, que ya no está en peligro.

Y, al final, la conclusión es dura pero liberadora: tu cuerpo guarda historia, sí, pero también guarda capacidad de cambio. No es un enemigo, es un narrador honesto. Un archivo vivo que lo ha sostenido todo, incluso lo que tú decidiste olvidar. Y quizá, si en vez de pelear contra él empiezas a escucharlo, descubras que no estaba tratando de frenarte: estaba tratando de protegerte como supo. Ahora te toca enseñarle otra forma.

*No puedes cambiar tu pasado, pero sí puedes cambiar el lenguaje en que tu cuerpo lo sigue narrando.*

39

# Bloque II

# CEREBRO, INTESTINO Y AUTOENGAÑO

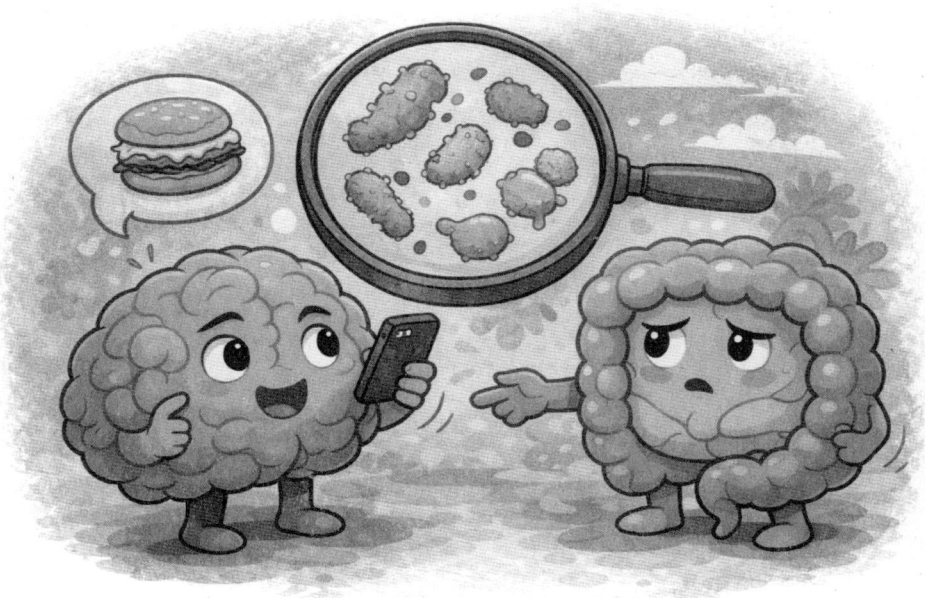

## Capítulo 7
# El hambre no está en tu estómago, sino en tu sistema límbico

### Hambre emocional, circuitos de recompensa y cómo confundes otras necesidades con apetito

Desde la infancia, el alimento no es solo nutrición. Es amor. Es consuelo. Es recompensa. Es tregua emocional cuando el mundo empieza a doler. Si te caes y lloras, te dan una galleta. Si te portas bien, te premian con helado. Si tienes un mal día, te consuelan con una hamburguesa o con unas costillitas en sal y pimienta. Así, sin darte cuenta, el cerebro empieza a asociar el acto de comer con alivio emocional.

Cada cucharada no solo calma el hambre: también silencia la tristeza, la soledad, el miedo o la ira. Aprendemos que el dolor se endulza, que la frustración se adormece con sal y grasa. Y mientras nuestra boca mastica, nuestro cerebro archiva estas palabras: «Cuando duela, come». Esa es la primera programación emocional que nadie nos enseñó a ver como tal.

Y, como toda programación temprana, se refuerza sin que lo notes. Cada pequeña tristeza que no se nombra se tapa con un pastel. Cada carencia de afecto que no se reconoce se rellena con otro plato. Cada necesidad emocional no satisfecha se encapsula en calorías vacías. Lo que al principio funciona como un parche inocente pronto

43

se convierte en un sistema automático que el cerebro activa antes incluso de que tú seas consciente de que estás sintiendo algo.

Cuando llegamos a la adolescencia, ese sistema ya está montado, pero ahora aparece un nuevo actor: la culpa. El mismo alimento que antes te consolaba empieza a observarse con vergüenza. Los estándares de belleza, los cuerpos irreales y las comparaciones despiadadas irrumpen como un misil emocional que destruye la relación espontánea con el placer. La *pizza* deja de ser placer y se convierte en traición. El chocolate deja de ser consuelo y ahora es remordimiento. Y comer deja de ser un acto neutro para convertirse en un juicio personal.

Ahí empieza el ciclo infernal: comer para obtener placer inmediato, culparse por fallar, castigarse con dietas extremas, romper la dieta a escondidas, volver a comer para anestesiar la culpa... un circuito que no entiende de nutrición, sino de autoabandono. El sistema límbico —esa parte primitiva del cerebro encargada de las emociones, la memoria y las recompensas— toma el control de la decisión, mucho antes de que el córtex racional pueda opinar.

El hambre emocional no nace en el estómago, sino en el sistema límbico.

Cuando estás triste, ansioso o estresado, tu sistema límbico no pide nutrientes. Pide alivio. Pide dopamina. Pide tregua. Y la comida —especialmente, la rica en azúcar, grasa y sal— activa las mismas rutas de recompensa que una gratificación inmediata o una conducta adictiva. A nivel neurobiológico, esto no es una metáfora: es dopamina real liberada en el núcleo accumbens, el centro de recompensa del cerebro. No comes porque tengas hambre fisiológica. Comes porque tu cerebro aprendió que es la forma más rápida de regular una emoción que no sabes nombrar.

El problema es que el sistema límbico también se agota. Cuando saturas repetidamente las rutas de recompensa, los receptores de dopamina disminuyen su sensibilidad. Necesitas más estímulo, más cantidad y más frecuencia para sentir lo mismo que antes. El circuito empieza a comportarse como uno adictivo. El hambre emocional deja de ser la respuesta a un dolor para convertirse en un hábito en sí mismo.

44

Y la cultura lo refuerza. La publicidad lo alimenta. Los rituales sociales lo normalizan. Comemos para celebrar. Comemos para consolarnos. Comemos para llenar espacios vacíos que no deberían llenarse con comida. En reuniones familiares, celebraciones, duelos o fines de semana, siempre hay un banquete emocional sosteniendo lo que no sabemos sostener con palabras. La comida acompaña, incluso cuando no necesitamos alimento, sino presencia.

Pero romper ese circuito no significa dejar de comer, ni renunciar a la *pizza* del viernes, ni demonizar la tarta de cumpleaños. Implica comprender que la comida nunca debió ser la única forma de abrazarte a ti mismo. Reconstruir las rutas de recompensa es un proceso lento, porque requiere enseñarle al cerebro nuevas formas de gratificación: movimiento que disfrutes, vínculos que nutran, pausas que calmen, proyectos que enciendan un propósito. No se trata de sustituir la comida por control rígido o por nuevos castigos disfrazados de disciplina. Se trata de reencontrar el placer en experiencias que no te hieran después.

También implica aprender a estar incómodo. A dejar que ciertas emociones simplemente estén ahí sin ser anestesiadas. A reconocer que no todo vacío debe rellenarse. A aceptar que a veces solo estás cansado, desbordado o desconectado, y que la comida no puede reparar eso.

Porque muchos de nosotros no tenemos hambre de comida.

Tenemos hambre de descanso.

De conexión.

De aceptación.

De sentido.

Mientras sigamos buscando en la nevera lo que no sabemos pedir en voz alta, seguiremos confundiendo necesidad con apetito, emoción con alimento, hambre con vacío. No tienes hambre de *pizza*: tienes hambre de paz. Y la paz no se come: se construye. Se elige cada día, en cada decisión mínima, en cada instante en que eliges cuidarte de una forma que no duela después. La paz se cocina lento. Sin recetas mágicas. Sin hambre emocional disfrazada de nutrición.

Sin confundir lo que necesita tu emoción con lo que necesita tu cuerpo.

Solo cuando entiendes esa diferencia, empiezas realmente a sanarte.

*El hambre que más desordena la vida no siempre viene del estómago. Construir paz emocional implica aprender a reconocer qué tipo de hambre está hablando… y responderle con honestidad.*

# Capítulo 8
# Microbiota tóxica: huéspedes que opinan sobre tus decisiones

### Eje cerebro-intestino explicado sin vender probióticos milagrosos

El intestino no está ahí tan solo para digerir tu comida: está para digerir tu vida. Mucho antes de que la medicina pusiera nombre a los neurotransmisores, el intestino ya producía señales químicas capaces de modular estados internos. Mucho antes de que se hablara del eje intestino–cerebro, el sistema digestivo mantenía una conversación propia, constante y silenciosa, una red autónoma que no necesitaba la aprobación del cerebro cortical para enviar mensajes de calma, alerta, saciedad o malestar.

El intestino no espera a que pienses, sino que actúa.

Y eso incomoda, porque preferimos creer que decidimos desde la razón, desde la narrativa que construimos sobre nosotros mismos, desde la historia que contamos cuando queremos explicarnos. Sin embargo, debajo de ese relato hay una capa más antigua, menos elegante y mucho más influyente, una capa que no discute ni argumenta, solo responde.

Tu intestino tiene un cerebro propio: el sistema nervioso entérico. Un entramado de más de cien millones de neuronas distribuidas a lo largo del tubo digestivo, capaz de regular la motilidad, la secreción, el flujo sanguíneo local y la interacción con el sistema inmune. Este sistema puede funcionar de manera autónoma, sin supervisión consciente, generando respuestas incluso cuando el cerebro central está ocupado en otra cosa o, directamente, desconectado de las señales corporales.

No es una metáfora. Es anatomía.

El sistema nervioso entérico produce y regula neurotransmisores y neuromoduladores como la serotonina, la dopamina, la acetilcolina y múltiples péptidos implicados en la percepción corporal, el estado de ánimo, la respuesta al estrés y la sensación de seguridad interna. No decide pensamientos complejos ni construye relatos, pero sí condiciona el terreno sobre el que esos pensamientos y relatos se levantan. A menudo, lo que interpretas como una emoción «repentina» es en realidad la traducción tardía de una señal que el cuerpo lleva tiempo enviando.

Aquí conviene detenerse en uno de los malentendidos más repetidos cuando se habla del intestino y las emociones. La serotonina intestinal no viaja al cerebro ni cruza la barrera hematoencefálica para regular directamente tu estado de ánimo. No funciona como un mensajero que sube desde el abdomen para arreglar lo que falla arriba. Su influencia es más indirecta y, precisamente por eso, más profunda.

La serotonina que se produce en el intestino modula la actividad del nervio vago, regula la respuesta inmune, influye en la permeabilidad intestinal y ajusta el tono inflamatorio sistémico. Desde ahí, altera el contexto fisiológico en el que opera el sistema nervioso central. No te dice qué pensar; condiciona desde dónde piensas. Cambia el nivel basal de inflamación, la reactividad al estrés, la capacidad de amortiguar estímulos externos. Y pensar desde un cuerpo inflamado no es lo mismo que pensar desde un cuerpo en equilibrio.

El intestino no piensa. Pero decide condiciones. Decide si el entorno interno favorece la estabilidad o la alarma, si el sistema inmune se mantiene en tolerancia o en hiperalerta, si el cuerpo interpreta el mundo como un espacio relativamente seguro o como una amenaza constante. Y esas decisiones no siempre coinciden con lo que conscientemente desearías sentir o hacer.

A todo esto se suma una realidad que durante mucho tiempo se subestimó: no estás solo en tu propio cuerpo. Convives con un ecosistema complejo formado por bacterias, virus, arqueas y hongos que, en conjunto, pesan alrededor de uno o dos kilos. Durante décadas se los consideró acompañantes pasivos, restos inevitables del proceso digestivo. Hoy sabemos que esa comunidad microbiana actúa como un órgano funcional más, con capacidad de producir metabolitos, entrenar al sistema inmune, regular la inflamación y participar activamente en la comunicación con el sistema nervioso.

No lo hace a través de un único canal, sino mediante una red de vías superpuestas: señales químicas que viajan por la sangre, activación de células inmunes, estímulos transmitidos por el nervio vago y cambios en la integridad de la barrera intestinal. Se trata de una conversación constante, bidireccional y sensible al entorno interno. La microbiota no entiende de intenciones ni de valores, sino que responde a señales y condiciones.

Las pruebas científicas acumuladas en los últimos años se muestran consistentes: la composición de la microbiota se asocia con el nivel de inflamación crónica, con el riesgo metabólico, con la forma en que el organismo responde al estrés y con la capacidad de recuperación tras eventos adversos. No como causa única ni como destino inamovible, sino como modulador del terreno fisiológico.

No es magia. Es química.

Algunas bacterias producen ácidos grasos de cadena corta, como el butirato, con efectos antiinflamatorios directos. Estos metabolitos refuerzan la barrera intestinal, reducen la translocación de endotoxinas y contribuyen a un metabolismo más estable. Otras bacterias, en cambio, liberan lipopolisacáridos, componentes de su pared celular que, cuando atraviesan una barrera intestinal alterada, activan cascadas inflamatorias sistémicas y procesos de neuroinflamación.

Ese es el puente real entre intestino y mente. No una intuición poética, sino una secuencia fisiológica concreta. El intestino no «piensa por ti», pero influye en el estado desde el cual piensas, decides y reaccionas. La claridad mental, la tolerancia a la frustración y la regulación emocional no surgen en el vacío, sino que se apoyan en un cuerpo con mayor o menor carga inflamatoria.

Curiosamente, los ecosistemas microbianos más estables y resilientes se caracterizan por una alta diversidad. No por casualidad, se parecen a los que se observan en etapas tempranas de la vida, cuando la microbiota es más flexible y menos inflamatoria. En biología, la diversidad es un factor de estabilidad. Los sistemas empobrecidos responden peor al estrés y se desequilibran con mayor facilidad.

Cuando esa diversidad se pierde y el ecosistema se altera, las consecuencias no se limitan al aparato digestivo. Una microbiota desequilibrada envía señales que viajan por el nervio vago, activan respuestas inmunes y modifican la inflamación cerebral. El cuerpo entero entra en un estado distinto, aunque tú no siempre sepas ponerle nombre.

Aquí aparece una idea incómoda, pero necesaria: la microbiota no es una espectadora neutral. En determinados contextos, influye activamente en el comportamiento del huésped. Cuando el equilibrio se rompe y algunos microorganismos pasan a dominar el ecosistema, pueden producir metabolitos que modulan el apetito, la búsqueda de recompensa y la preferencia por ciertos estímulos. No porque tengan intenciones, sino porque la biología opera por supervivencia. El entorno que les resulta favorable es el que intentan perpetuar.

No hay moral en esto: hay estrategia.

Reducir ciertos patrones conductuales a una simple falta de voluntad es ignorar la complejidad del sistema. El cuerpo no conspira contra ti, pero tampoco siempre coopera con la narrativa consciente que has construido. Muchas decisiones que crees puramente racionales están condicionadas por un estado fisiológico previo que no siempre percibes de forma explícita.

Ahora bien, esta influencia no se limita al apetito. Se han descrito asociaciones entre determinados perfiles microbianos y estados de

50

ansiedad, alteraciones del ánimo y cambios en la respuesta al estrés. No como determinantes absolutos, sino como moduladores del tono basal desde el cual se viven las experiencias. La microbiota no escribe la historia completa, pero ajusta el ritmo, el volumen y la intensidad emocional.

Uno de los fenómenos que mejor ilustra este poder es el trasplante de microbiota fecal. Trasladar un ecosistema intestinal de un individuo a otro no es una extravagancia ni una provocación semántica, sino una intervención terapéutica con resultados contundentes en contextos muy específicos. Lo llamativo no es solo la resolución del problema digestivo, sino que en algunos casos se observan cambios sistémicos inesperados: desde variaciones en el peso hasta modificaciones cutáneas o alteraciones en la respuesta emocional.

No conocemos todos los mecanismos implicados, ni podemos predecir estos efectos con exactitud. Pero sí sabemos que una transferencia de microbiota puede implicar una transferencia de estado fisiológico. No de personalidad ni de recuerdos, pero sí de condiciones internas que influyen en cómo el cuerpo responde al mundo.

La conclusión no es grandilocuente, sino incómodamente simple: lo que llevas dentro no solo procesa nutrientes; influye en cómo sientes, cómo interpretas y cómo decides.

No siempre puedes controlar el entorno externo, ni el ritmo al que te exige adaptarte. Pero convives con un ecosistema interno que responde de forma constante a las señales que recibe. Ese ecosistema no entiende de discursos motivacionales ni de fuerza de voluntad. Responde a condiciones.

Tu microbiota no es tu enemiga, pero tampoco una aliada automática. Es un sistema vivo que se adapta, prioriza su supervivencia y, en ese proceso, influye en tu inflamación basal, en tu claridad mental y en tu capacidad de regulación emocional. No se trata de vivir con paranoia biológica ni de romantizar a los microorganismos como si fueran guías espirituales. Se trata de asumir que la biología no es neutral, que el cuerpo tiene memoria y que las decisiones no nacen en el vacío.

La pregunta real no es si tienes una microbiota.

51

Es evidente que la tienes.

La pregunta es si eres consciente de su influencia y si estás dispuesto a escuchar lo que dice, incluso cuando no encaja del todo con el relato que te gustaría contar sobre ti.

*El futuro de la medicina está en la mierda.*
*El de tu salud, en cómo entiendes quién decide mañana.*

## Capítulo 9
# El ecosistema que te sostiene (o te sabotea)

### Guía biológica para modular tu microbiota cuando el equilibrio se rompe

La microbiota no se rebela de un día para otro. No despierta una mañana con intenciones destructivas ni entra en crisis por capricho. Lo que suele interpretarse como un «empeoramiento repentino» es, en realidad, el resultado de una acumulación lenta y persistente de señales contradictorias: alimentación pobre en diversidad, estrés sostenido, sueño fragmentado, uso repetido de fármacos que alteran el ecosistema y una expectativa constante de rendimiento. Ningún ecosistema prospera en ese contexto. Ninguno coopera de forma indefinida sin condiciones mínimas de estabilidad.

Hablar de microbiota como si fuera un ente abstracto ha sido cómodo durante años. Algo que «hay que cuidar», pero sin entrar en detalles incómodos. Ese vacío explicativo fue rápidamente ocupado por el mercado, que ofreció soluciones simples a problemas complejos: cápsulas universales, fermentados milagrosos, yogures con promesas emocionales incluidas… La microbiota, sin embargo, no responde a eslóganes. Responde a condiciones físicas, químicas y biológicas concretas.

Un error frecuente ha sido pensar que el equilibrio se restaura añadiendo bacterias, como si el problema fuera siempre de déficit y no de contexto. Pero ningún microorganismo prospera en un entorno inflamado, hiperglucémico, alterado por el estrés y con una barrera intestinal comprometida. Introducir nuevas cepas en ese escenario no es intervención, es ruido. Antes de pensar en quién entra, hay que preguntarse si el lugar es habitable.

El primer modulador verdadero del ecosistema intestinal no viene en cápsulas, sino que es estructural. La fibra dietética (entendida no como suplemento aislado, sino como diversidad vegetal real) constituye el principal sustrato para las bacterias beneficiosas. Verduras, frutas, semillas, cereales integrales y legumbres aportan matrices complejas que permiten la producción de metabolitos antiinflamatorios. Cuando esa diversidad falta, la microbiota entra en modo supervivencia. Y una microbiota que sobrevive no optimiza; prioriza.

El problema no es solo la ausencia de fibra, sino la monotonía del entorno. Las dietas repetitivas, pobres en variedad y ricas en productos ultraprocesados generan ecosistemas frágiles, dominados por pocos grupos microbianos oportunistas. En ese contexto, la estabilidad desaparece y cualquier estímulo externo tiene un impacto desproporcionado. El sistema se vuelve reactivo, no resiliente.

El azúcar simple actúa como un acelerador de este proceso. No por una cuestión moral ni de debilidad personal, sino porque ciertos microorganismos prosperan especialmente bien en entornos ricos en glucosa disponible. A medida que estos grupos ganan terreno, modifican el entorno intestinal para favorecer su permanencia, alterando la permeabilidad y generando inflamación de bajo grado. El resultado no es solo metabólico, sino conductual: mayor urgencia, menor saciedad y más dificultad para autorregularse. No porque falte disciplina, sino porque el sistema está desajustado.

El estrés sostenido añade otra capa de complejidad. El cortisol elevado de forma crónica no es neutro para el intestino, sino que aumenta la permeabilidad intestinal, altera la composición microbiana y modifica la respuesta inmune local. Esto no pertenece al terreno de lo simbólico ni de lo «psicosomático» entendido de forma vaga. Es fisiología pura. Un organismo que vive en estado de alerta constante no invierte recursos en mantener ecosistemas complejos y diversos, sino que más bien prioriza la supervivencia inmediata.

Dormir mal tampoco es inocuo. Las bacterias intestinales presentan ritmos propios, sincronizados con los ciclos circadianos del huésped. Cuando estos ritmos se rompen de forma repetida, la microbiota pierde coherencia funcional. La producción de metabolitos se vuelve errática, la respuesta inflamatoria se amplifica y cualquier intento de intervención pierde eficacia. Dormir no es solo descansar el sistema nervioso central; es permitir que el ecosistema intestinal mantenga su organización temporal.

El movimiento, entendido como actividad física regular y no como castigo corporal, actúa como modulador adicional. El ejercicio modifica el tránsito intestinal, mejora la perfusión tisular y se asocia con una mayor diversidad microbiana. El cuerpo diseñado para moverse responde mal al sedentarismo prolongado. Intestinos lentos, microbiotas empobrecidas y señales inflamatorias persistentes suelen coexistir en cuerpos que pasan demasiado tiempo inmóviles.

Entre los factores que más impacto tienen sobre la microbiota se encuentran los antibióticos, cuyo valor terapéutico es incuestionable cuando están bien indicados. En cambio, si se utilizan sin criterio, producen una devastación ecológica profunda. No distinguen entre aliados y patógenos. Tras cada ciclo antibiótico innecesario, el ecosistema intestinal necesita tiempo para reorganizarse, y esa recuperación no siempre es completa. Usarlos como medida preventiva indiscriminada es una intervención con consecuencias a largo plazo que rara vez se explican con claridad.

Otro punto delicado consiste en la relación entre microbiota y parásitos. No todos los organismos identificados en el intestino son necesariamente patógenos en todos los contextos. Algunos pueden coexistir en equilibrio relativo dependiendo del huésped, del entorno y del estado inmunológico. Sin embargo, convivencia no equivale a salud. La presencia de moco, la inflamación persistente o el aumento de la permeabilidad indican disbiosis, aunque no haya síntomas llamativos. La clave está en tipificar y contextualizar, no en tratar a ciegas.

En este terreno, ciertas intervenciones ampliamente difundidas merecen una mirada más crítica. El *Saccharomyces boulardii* ha demostrado utilidad en contextos específicos, pero no es una solución universal ni está exento de riesgos. En intestinos con sobrecrecimiento fúngico o en pacientes con compromiso inmunológico, su uso puede resultar contraproducente. La idea de que «si es natural, no hace daño» no se sostiene cuando se trabaja con sistemas vivos complejos.

Uno de los factores más infravalorados en la alteración de la microbiota es el consumo de alimentos ultraprocesados y sus aditivos. El impacto no se limita al exceso calórico. Los emulsionantes, los edulcorantes, los conservantes y los colorantes interactúan directamente con el ecosistema intestinal. Algunas de estas sustancias alteran la permeabilidad intestinal, otras modifican la composición microbiana y otras actúan como antimicrobianos selectivos, eliminando bacterias beneficiosas y favoreciendo la proliferación de cepas resistentes. El resultado es un entorno proinflamatorio sostenido.

Sin embargo, este deterioro ecológico no se queda en el intestino, sino que se asocia con un mayor riesgo de obesidad, diabetes tipo 2, enfermedad cardiovascular, alteraciones neurodegenerativas y cáncer colorrectal. No por una causa única, sino por la pérdida progresiva de un sistema que, en condiciones normales, actúa como barrera, modulador inmune y regulador metabólico.

Modular la microbiota no implica que se imponga control absoluto ni que se aspire a una pureza imposible, sino negociar con un sistema vivo, entender sus reglas y modificar el entorno para favorecer comportamientos cooperativos. Reducir ultraprocesados, diversificar la alimentación, respetar los ritmos de descanso, gestionar el estrés y usar intervenciones farmacológicas con criterio no son gestos aislados; son señales coherentes que se envían de forma sostenida.

Cada comida, cada noche mal dormida, cada episodio de estrés ignorado o cada fármaco innecesario constituyen una señal ecológica. El ecosistema responde a la suma de esas señales, no a decisiones puntuales. Por eso las soluciones rápidas fracasan: porque intentan corregir un sistema crónicamente desajustado con intervenciones agudas.

No siempre puedes controlar el entorno externo, ni el contexto social o laboral en el que te mueves. Pero sí puedes decidir qué condiciones internas refuerzas de forma repetida. No se trata de perfección ni de vigilancia constante, sino de coherencia biológica. La microbiota no necesita heroicidades; necesita estabilidad.

Porque no solo alimentas tu cuerpo: también alimentas al ecosistema que va a decidir en qué cuerpo y en qué estado mental vivirás mañana. Y esa decisión, aunque silenciosa, se construye día a día, sin discursos grandilocuentes y sin atajos.

*Tu microbiota no te está fallando: está respondiendo exactamente al entorno que le diste.*

# Capítulo 10
# Comer bien, dormir mal: receta para el desastre

## Cómo la falta de sueño sabotea hormonas, emociones y peso corporal

Desde la pandemia, nuestras vidas cambiaron. El mundo parecía en pausa, pero el personal de salud —nosotros— se aceleró. Entramos en un modo operativo sin precedentes y muchos seguimos ahí, como si el sistema nunca hubiese recibido la señal de «detente». En mi caso, ese freno nunca llegó. Durante esos meses tomé decisiones quirúrgicas sin bisturí; decisiones vitales por amigos, familiares y colegas. Personas con historias, con nombre, con un mundo entero detrás. También escuché historias que sabía que no volverían a contarse jamás. Fui esa mano que sostiene a la hora de decir adiós. Y, sobre todo, descubrí lo infinitamente pequeña que puede sentirse una persona cuando falla una y otra vez contra la muerte.

Eso —aunque te entrenes para soportarlo— te cambia. Cambia tu forma de dormir. Cambia tu forma de vivir. Mi cronobiología solía ser un lujo: a las 23:00 dormía como un tronco y a las 6:00 despertaba con energía de estreno. Pero, de pronto, cada noche se convirtió en un campo de batalla. Mi cama era un mapa que recorría de esquina a esquina sin encontrar tregua. Probé almohadas, rutinas, suplementos e incluso psicofármacos. Nada calmaba la tormenta mental. Ni siquiera el combo clásico: té de tila + pódcast de *True Crime*.

Mi cerebro dejó de comportarse como un órgano funcional y pasó a operar como una central de emergencias: siempre alerta, siempre en modo vigía, siempre esperando la siguiente llamada o el siguiente mensaje. En ese estado de hipervigilancia, algo dentro de mí se rompió: la capacidad de apagarse. Dormir dejó de equivaler a descanso y se convirtió en un lujo que no me podía permitir.

Y, cuando el sueño se rompe, todo lo demás empieza a fallar. La energía se fragmenta. Las emociones se desbordan. El hambre se desregula. Mi cuerpo, que seguía entrenando con la misma regularidad, fluctuó más de diez kilos en un solo año. Porque, cuando no puedes dormir, comes. No por hambre real, sino por esa necesidad desesperada de llenar un vacío invisible. Una tregua biológica que nunca llega. Y ya sabemos que la madrugada y la nevera mantienen una relación tan tóxica como silenciosa.

Lo más irónico es que, como médica, entendía a la perfección lo que ocurría. Sabía que mi cortisol estaba por las nubes, que mi leptina se desplomaba y que la grelina —la hormona que confunde cansancio con hambre— celebraba su fiesta particular en cada desvelo. Sabía que mi sistema inmune se inflamaba, que mi eje hipotálamo–hipófisis–adrenal trabajaba a destajo y que mi cerebro vivía en una versión extendida del «modo supervivencia». Pero saberlo no me salvó, porque una cosa es manejar la teoría y otra muy distinta es sobrevivir a su aplicación.

Hoy sigo sin dormir como antes, pero dejé de pelearme con el insomnio; lo resignifiqué. Aprendí que el autotrabajo no es lineal, que no hay una cima ni una meta, sino un ritmo que merece ser escuchado. Usé mis noches como espacios de creación, no de castigo. Reorganicé mis rituales. Abandoné la idea de que descansar es únicamente dormir ocho horas (a veces, descansar también es no culparte por no poder).

Recuperé mis hábitos. Recuperé mi peso. Y, más importante aún, recuperé mi relación con la noche. Sigo sufriendo insomnio, sí, pero ya no tiene poder sobre mí.

Dormir bien no es un lujo ni un capricho; es una estrategia biológica de primer orden. Durante el sueño profundo, el cuerpo realiza tareas críticas que no puede ejecutar mientras estás despierto: repara tejidos, regula glucosa, consolida memoria y activa el sistema glinfático, esa especie de «basurero cerebral» que se encarga de drenar proteínas neurotóxicas como la beta-amiloide y la tau. Por eso, cuando no duermes, tu cerebro no solo está cansado: está, literalmente, sucio.

Privarte del sueño altera de forma directa todo tu sistema endocrino. El cortisol sube —manteniéndote en alerta como si te persiguiera un oso invisible—. La leptina baja, así que la saciedad deja de tener sentido. La grelina sube, así que el cuerpo interpreta cansancio y estrés como hambre urgente. Y, además, disminuye tu sensibilidad a la insulina, lo cual favorece el almacenamiento de grasa, sobre todo la visceral. Es decir: el cuerpo entra en un estado de reserva perpetua, como si se preparara para una guerra que no acaba nunca.

La neurociencia del sueño muestra que cada noche perdida altera la amígdala, intensifica la reactividad emocional, reduce la capacidad de regularte y aumenta la probabilidad de decisiones impulsivas. No es casualidad que el insomnio crónico se asocie con obesidad, diabetes tipo 2, depresión, ansiedad, enfermedades cardiovasculares y deterioro cognitivo. No hay café suficiente para compensar eso.

Puedes comer limpio, entrenar todos los días y llenar tu cocina de *superfoods*. Pero, si no duermes bien, estás construyendo sobre barro. Como poner mármol sobre un suelo inestable: la apariencia es sólida, la estructura no.

Otro error común es pensar que dormir mucho equivale a dormir bien. No necesariamente. La calidad del sueño depende de su profundidad, de su continuidad y de su sincronía con tus ritmos circadianos. Cada cuerpo tiene un reloj interno —marcado por el núcleo supraquiasmático del hipotálamo— que define si eres alondra, búho o murciélago productivo. No eres flojo si rindes mejor de noche: solo tienes un patrón distinto. La productividad real no pertenece a una hora específica, sino a la hora que respeta tu biología.

Reconciliarte con tus noches implica reconciliarte con tus ritmos. Crear ambientes que inviten al descanso: luces cálidas, pantallas

60

apagadas, cenas ligeras, silencio, temperatura adecuada. Y aceptar que el descanso no será perfecto cada día, pero puede ser intencional.

Dormir no es huir. Es sanar.

No es perder tiempo. Es recuperarlo.

No se puede sostener un cuerpo sin tregua.

No se puede sostener una mente sin descanso.

Y, definitivamente, no se puede evolucionar emocionalmente con un sistema nervioso que vive en alerta roja.

Tu cerebro necesita dormir para recordar. Para decidir. Para sentir.

Dormir bien no te convierte en superhumano.

Pero dormir mal, sostenidamente, te descompone en lo más humano que tienes: tu capacidad de ser.

No hay éxito real si no puedes dormir acompañado —y no perseguido— por tu propia historia.

*No hay salud posible sin reconciliarte con tus noches.*

# Capítulo 11

# Insulina emocional: tu cuerpo reacciona antes que tú

## La hormona que no solo guarda glucosa, sino que también almacena tus estados mentales

Porque, sí, aunque suene extraño, esta hormona aparentemente «simple» —esa que casi siempre se menciona solo para hablar de carbohidratos— funciona también como un registro emocional. Lo que sientes, lo que anticipas, lo que temes e incluso lo que no dices también se vuelve biología. «La insulina no solo guarda energía. También guarda historias. Y, cuando esas historias no se sueltan, el cuerpo empieza a contarlas con síntomas».

Imagina una hormona que no solo se activa cuando comes, sino cuando te estresas, te frustras o simplemente sobrevives en piloto automático. Una hormona que responde no solo al pan o al arroz, sino a un mensaje que no contestaron, a un conflicto que evitaste, al insomnio que ya normalizaste o a esa sensación crónica de «tengo que poder con todo». La insulina no trabaja sola: camina de la mano del cortisol y de la adrenalina, porque ambas movilizan glucosa al torrente sanguíneo cuando tu cuerpo cree que necesitas energía inmediata para luchar o huir. El problema es que hoy no huyes de un tigre: huyes de tus propios ritmos.

Y esa glucosa que se libera no desaparece por arte de magia. Para entrar en las células y convertirse en combustible, necesita insulina.

Aquí es donde empieza la historia real, la que a nadie le explicaron bien. Durante años te han vendido la idea simplista de que engordas porque comes mal, que el problema está en el pan, en la fruta, en el arroz o, peor aún, en «las calorías». Como si tu cuerpo fuera una calculadora y no un organismo emocional que interpreta cada estímulo como una señal de vida o de amenaza. Tu metabolismo no es lineal: es contextual. Y la insulina es uno de sus mensajeros principales.

La insulina no es una hormona mala. De hecho, se trata de una hormona profundamente protectora, ya que es anabólica, lo cual significa una sola cosa: construye. Construye glucógeno, construye grasa, construye proteínas, repara tejidos, evita que pierdas músculo y mantiene la energía disponible. Aquí va el inciso editorial que hacía falta: el catabolismo —eso que la insulina mantiene a raya— es el proceso mediante el cual tu cuerpo degrada estructuras propias para obtener energía, desde músculo hasta reservas internas. La insulina actúa como un freno, preservando tus tejidos cuando la vida todavía no te ha arrinconado por completo.

Pero el problema no está en cuando la insulina hace lo que debe. El problema está en cuando la insulina se activa sin pausa, sin tregua y sin descanso. Cuando deja de comportarse como una hormona reguladora y empieza a funcionar como un sensor de alerta emocional crónico. Entonces ya no almacena solo energía: almacena caos. Cada vez que liberas insulina —sí, incluso sin comer— estás enviando al cuerpo un mensaje primitivo: «guarda, por si acaso». Y ese «por si acaso» es supervivencia mal interpretada. El cuerpo empieza a generar un archivo metabólico confuso: no solo acumula grasa, sino información equivocada sobre lo que considera peligro.

Y no es solo cuánto acumulas. Es dónde.

- Grasa visceral: alrededor de órganos vitales como el hígado, el páncreas o el corazón, la más relacionada con la inflamación y el riesgo cardiometabólico.
- Grasa ectópica: donde no debería haber grasa, como en los músculos o en el hígado.
- Grasa resistente: esa que no responde a la dieta ni al ejercicio porque está sostenida por señales inflamatorias, no por la gula.

63

Con el tiempo, las células se cansan de tanta insulina. Literalmente, dejan de responder. Entonces el páncreas, desesperado, incrementa la producción. Y así nace la resistencia a la insulina: silenciosa, progresiva y tremendamente común. Es la antesala de muchas enfermedades modernas que vemos todos los días:
- Diabetes tipo 2.
- Síndrome de ovario poliquístico.
- Hígado graso no alcohólico.
- Hipertensión arterial.
- Dislipidemias.
- Cánceres hormonodependientes.
- Mayor riesgo cardiovascular.

Pero lo más desolador es que la mayoría de las personas ya tienen señales mucho antes de que aparezca la diabetes, mucho antes de que una analítica diga: «Cuidado». Solo que nadie les enseñó a leerlas. Antes de que un análisis lo confirme, el cuerpo suele enviar avisos visibles. La piel, en particular, funciona como un lienzo biológico donde se imprimen desequilibrios hormonales y metabólicos mucho antes de que se detecten en laboratorio. Solemos ignorarlas, minimizarlas o atribuirlas a roces, a la genética o a «manchas normales», pero son mensajes fisiológicos reales. Y uno de los primeros gritos silenciosos del cuerpo ocurre aquí.

En muchos casos, tu piel habla antes que la analítica:
- Acantosis nigricans: esa mancha oscura, aterciopelada, que aparece en cuello, axilas o ingles. No es mugre ni fricción, sino hiperinsulinemia crónica que pide atención.
- Acrocordomas: pequeños colgajos de piel que muchos llaman «genéticos», pero que en realidad reflejan un cuerpo en modo almacenamiento permanente.
- Hirsutismo: vello grueso en rostro, abdomen y areolas. Una traducción hormonal cruda de un sistema que perdió su equilibrio fino.

La piel, tu órgano más visible, se convierte en un espejo honesto. No siempre estético. Pero sí profundamente expresivo.

Y aquí es donde se vuelve más incómodo reconocerlo: aunque creas que la insulina solo responde a lo que comes, existen vías no nutricionales de activación insulínica. Puedes liberar insulina sin probar un bocado. Tu cuerpo lo hace por múltiples razones, todas profundamente emocionales o contextuales:

- Estrés psicológico crónico.
- Anticipación al alimento (el famoso «con solo verlo, me da hambre»).
- Hipervigilancia emocional.
- Picos de cortisol mantenidos.
- Privación de sueño.
- Sensación interna de amenaza constante.

Si vives en estado de alerta —y, seamos honestos, la mayoría de las personas viven así—, tu cuerpo libera insulina como quien lanza bengalas en medio de una tormenta emocional que nunca cesa. Y, sí, aumentas de peso. Aunque comas «sano». Aunque cuentes calorías. Aunque entrenes. Porque la insulina no solo responde a lo que comes, sino también a cómo vives. Ese es el punto que casi nadie quiere aceptar porque obliga a revisar la propia vida en vez de revisar solo el plato.

La hiperinsulinemia sostenida provoca síntomas que no siempre se ven en la balanza, pero que se sienten en todo el cuerpo:

- Cansancio poscomida.
- Hinchazón abdominal.
- Hambre pocas horas después de comer.
- Imposibilidad de perder peso pese a una dieta estricta.
- Irritabilidad al ayunar.
- Necesidad constante de dulce como recurso emocional.

Tu sistema nervioso no está relajado. Tu metabolismo no está sincronizado. Tu sistema endocrino no está en paz. Y tú, convencido de que tienes «mala suerte metabólica», no ves que lo que tienes es

65

un cuerpo atrapado en una guerra hormonal donde la insulina es el soldado más agotado, que pelea batallas que no entiende.

Y aquí volvemos a la parte emocional, esa que tanto incomoda pero que es imposible separar de la biología: no todas las señales de hambre vienen del intestino. Muchas nacen en el sistema límbico, donde viven las emociones, la memoria y el placer. El cerebro no distingue bien entre hambre fisiológica y hambre emocional. Ambas nos parecen urgentes. Ambas empujan. Ambas buscan alivio. Y muchas veces la respuesta es comer. Pero, si comes desde la ansiedad, desde la urgencia o desde el descontrol, el cuerpo interpreta amenaza, activa cortisol, dispara insulina… y el ciclo continúa. No necesitas menos comida: necesitas menos activación emocional sin gestionar.

Romper este ciclo no ocurre con ayunos extremos, ni con suplementos quemagrasas, ni con culpas recicladas. Se rompe cuando entrenas a tu cuerpo para que se sienta seguro. Cuando recuperas la flexibilidad metabólica: esa capacidad de alternar entre quemar grasa y usar glucosa sin colapsar emocionalmente. Se rompe durmiendo lo que tu biología pide, gestionando el estrés como adulto funcional y no como bombero emocional, reconociendo el hambre emocional antes de obedecerla, y recuperando la autoridad sobre tu biología desde la comprensión y no desde la imposición.

Porque, en efecto, puedes tener control. Pero no el control violento de las dietas punitivas, sino el control profundo que nace del entendimiento: un cuerpo que entiende lo que le ocurre siempre responde mejor que un cuerpo que solo recibe órdenes.

*La insulina no solo guarda energía. También guarda historias. Y, cuando esas historias no se sueltan, el cuerpo empieza a contarlas con síntomas.*

# Capítulo 12
# El estómago no grita, pero sangra

Enteroneuronas, emociones digestivas y cómo el tracto GI guarda lo que no te atreves a decir.

Hay personas que descargan su rabia golpeando puertas. Otras lloran a escondidas, se muerden la lengua o hacen terapia en la ducha. Y luego estamos quienes callamos con el estómago, porque hay silencios que duelen físicamente, que se sedimentan justo entre el epigastrio y la boca del estómago como una piedra muda que no se mueve ni con antiácidos, ni con respiraciones profundas, ni con los típicos consejos de «tómate esto y relájate». El cuerpo tiene sus propios códigos para pedir ayuda, y el aparato digestivo, aunque nos empeñemos en ignorarlo, suele ser el primero en hablar. Hay quien se contractura el cuello, quien desarrolla erupciones cutáneas cuando la vida se le vuelve demasiado estrecha, y quien, como yo, se inflama por dentro hasta sangrar. No es ninguna metáfora. A veces, es fisiología pura.

Me encantaría decir que conocer de memoria el metabolismo, la neurociencia, la inmunología y la psiconeuroinmunología me protege. Que, por saber cómo funciona el eje del estrés, podría detenerlo antes de que mi cuerpo se encienda. Pero no. Saberlo no me salva. Entender el mecanismo no te detiene la tormenta. Ni la anticipa. Y mucho menos la desactiva. Mi estómago ha sido siempre un campo de batalla, un territorio donde se libra lo que no supe decir en voz

67

alta. Cuando hay injusticia, cuando aparece un conflicto que me atraviesa o cuando algo me desborda, a veces simplemente carezco de la asertividad necesaria para gestionarlo. No puedes luchar todas las batallas; necesitas elegir con sabiduría cuáles vale la pena intentar ganar. Pero, mientras tú decides, el cuerpo ya ha tomado una postura. Cuando no me salen palabras, me sale acidez. Si sigo callando, me sale sangre. Y, aunque suene dramático, no soy un caso excepcional: formo parte de un patrón humano que nadie enseña a reconocer.

Existe una entidad real llamada «úlcera de Cushing»: una hemorragia digestiva secundaria a estrés grave, típica de pacientes críticos, de personas que atraviesan traumas profundos o procesos biológicos extremos. Y, aunque no estemos siempre en terapia intensiva, muchos cuerpos viven en una versión emocional de esa misma amenaza sostenida. El sistema digestivo puede sangrar ante un estrés persistente. No hablo de tumores ni infecciones, hablo de vivir en alerta, de no encontrar tregua, de sostener tensiones que no se resuelven. Cuando el cuerpo interpreta que algo no va bien, activa el sistema nervioso simpático. La sangre se deriva a zonas de defensa; el estómago, que debería estar en paz, entra en modo guerra. Se reduce el riego sanguíneo, se agota el moco protector y aumenta el ácido. Una microlesión. Luego otra. Después, si no haces nada, aparece el sangrado. No necesitas una gastritis para que duela: basta con tragarte cada día lo que no puedes decir.

Y, mientras tú estás intentando cumplir, sobrevivir o simplemente no molestar, tu intestino está procesando la vida sin consultarte. El tracto gastrointestinal tiene un sistema nervioso propio, llamado «sistema entérico»: más de cien millones de neuronas distribuidas a lo largo del tubo digestivo. No piensa, pero decide. No reflexiona, pero siente. Actúa sin pedir permiso al cerebro, como una conciencia paralela que registra cada emoción antes de que tú la entiendas. Regula el vaciamiento gástrico, la motilidad intestinal y la secreción de enzimas, y produce neurotransmisores que moldean tu estado emocional incluso cuando tú jurarías que lo tienes todo bajo control. El intestino fabrica más del 90 % de tu serotonina, no para regular

68

tus pensamientos —esa serotonina no llega al cerebro—, sino para modular la comunicación con el nervio vago. Por eso los antidepresivos pueden alterar la motilidad intestinal. Y por eso una disbiosis, una mala alimentación o una inflamación crónica no solo afectan tu digestión: también deterioran tu estabilidad emocional. No es sugestión ni exageración: es neurobiología.

Tu intestino no se limita a digerir comida: digiere emociones. O, al menos, lo intenta. Pero vivimos atragantándonos sin masticar nada de lo que en realidad importa. Nos tragamos palabras no dichas, decisiones aplazadas, vínculos que debimos haber cerrado hace meses. Y, aunque no lo digas, tu estómago ya tomó nota. ¿Nunca has sentido un nudo en la boca del estómago al recibir una mala noticia? ¿O esa náusea seca que aparece cuando alguien te decepciona? ¿O la repentina falta de hambre que acompaña a un duelo? No es casualidad. El sistema entérico interpreta la amenaza emocional y responde como si algo estuviera en riesgo. Y, como no tiene voz, se expresa como puede:

- Dolor epigástrico.
- Reflujo ácido.
- Sensación de saciedad precoz.
- Gastritis erosiva.
- Dispepsia funcional.

Tu estómago no está tratando de digerir la comida: está intentando digerir tu vida. Pero no todo es sufrimiento. El intestino, incluso cuando está inflamado, puede convertirse en un aliado si percibe seguridad. Una zona de calma en un mundo que te exige estar disponible siempre.

La llamada «comida confort», lejos de ser solo *pizza* o chocolate, no es un alimento específico, sino una experiencia. Para muchos, es el recuerdo de una mesa donde había afecto, seguridad o pertenencia. Para otros, es un plato que asocian a una etapa donde el cuerpo no vivía en hipervigilancia. Esa sensación de tregua digestiva se convierte en un modulador emocional. Cuando comes en calma, con presencia, en buena compañía o contigo mismo; cuando masticas

69

despacio, sin pantallas, sin prisa; cuando respetas el hambre real y la saciedad honesta, entrenas al sistema entérico a sentirse seguro. Y un intestino que se siente seguro cambia la forma en que interpretas el mundo. Porque, cuando el estómago no está en guerra, el resto de tu vida se vuelve más accesible. Piensas mejor. Vinculas mejor. Te escuchas mejor.

Y no estás a solas ahí dentro. Vives acompañado por miles de millones de microorganismos: tu microbiota. Esa comunidad silenciosa regula la inflamación, modula los neurotransmisores e influye en tu apetito, en tu energía y en tu claridad mental. Lo que sucede con esas bacterias influye en cómo decides, cómo reaccionas y cómo procesas lo que vives. No es magia, es biología social microscópica.

Así que la próxima vez que sientas «algo raro en el estómago», no lo descartes como un capricho digestivo. Tal vez no sea la comida. Tal vez seas tú. Tu historia. Tu vínculo. Tu ritmo. Tu rabia. Tu silencio. Y si puedes identificarlo, nombrarlo y gestionarlo, quizá esa digestión mejore. Y, contigo, todo lo demás.

*El estómago no digiere solo comida: también mastica silencios. Y, si no los sueltas a tiempo, te acaban haciendo sangrar.*

## Capítulo 13
# Dopamina anticipatoria: cuando tu cerebro come antes que tú

Cómo la expectativa, las pantallas y la recompensa rápida activan el hambre emocional, la insulina y la conducta impulsiva antes de que exista un alimento real

Tu cerebro come antes que tú. No es ninguna metáfora: es biología. Vivimos convencidos de que el hambre empieza en el estómago, pero eso es como creer que la tormenta empieza cuando caen las primeras gotas, ignorando todo lo que ocurrió en el cielo horas antes. La verdadera hambre —la emocional, la impulsiva, la que te hace abrir la nevera sin saber qué buscas— empieza en un circuito cerebral que ni siquiera necesita comida para activarse: la dopamina anticipatoria. Esa molécula, injustamente etiquetada como «la hormona del placer», en realidad no busca placer, sino la *posibilidad* de placer. Y eso es infinitamente más potente.

Hoy, tu cerebro no espera a que llegue la comida. Se adelanta. Imagina que apenas ves un anuncio de comida, una foto, una notificación de una *app* de *delivery* o incluso el olor de algo que ni siquiera piensas comer: tu sistema dopaminérgico se activa como si la recompensa estuviera garantizada. No porque estés disfrutando, sino porque estás *anticipando*. Y esa anticipación mueve energía, modula hormonas, enciende el sistema de estrés y, lo que es más importante,

71

prepara al cuerpo para un estímulo que aún no existe. La dopamina anticipatoria abre la puerta a la insulina anticipatoria: un reflejo pavloviano tan incrustado en nuestra fisiología moderna que ya ni lo percibimos. El cuerpo libera insulina sin que haya alimento real, como si estuviera respondiendo a una llamada que nadie hizo.

El resultado es perverso: tienes hambre sin tener hambre. Es un hambre condicionada, aprendida, entrenada durante años de estímulo constante, pantallas luminosas, recompensas rápidas, validación digital, *marketing* hipersegmentado y una sociedad que ha convertido la comida en entretenimiento emocional. El cerebro interpreta una promesa y el cuerpo se prepara para recibirla. El azúcar no tuvo que tocar tu lengua. Basta con que tu mente diga: «Eso debe de estar rico». Basta con un video de queso fundido cayendo en cámara lenta. Basta con ver el cartel luminoso de tu cadena favorita. El circuito mesolímbico no distingue entre realidad y anticipación; para él, la expectativa *es* suficiente para disparar la maquinaria.

En ese momento ocurre la primera distorsión metabólica: la insulina baja tu glucosa aunque no hayas comido nada. Y, claro, te da hambre. Hambre de mentira, pero hambre al fin. Una urgencia difusa que se siente en el pecho, en la boca, en la cabeza, en el estómago. Una especie de «algo me falta» que no sabes ubicar, pero que tu cerebro traduce como «quiero comer». No porque lo necesites, sino porque tu biología no tolera el vacío entre expectativa y recompensa. La dopamina anticipatoria no te pide comida, te pide *certeza*. Entonces comes. O lo intentas. O abres la nevera por quinta vez. O deslizas Uber Eats como si fuera un rosario emocional. Y, claro, ese estímulo que no era hambre se convierte ahora en conducta, insulina real, recompensa breve y culpa inmediata. La tríada moderna.

La industria lo sabe. El *marketing* lo sabe. Las *apps* lo saben. Las pantallas lo saben. Saben que tu cerebro reacciona antes de que tú decidas. Saben que la dopamina anticipatoria es el arma más poderosa jamás descubierta. Por eso diseñan anuncios que no buscan mostrar comida, sino *sugerirla*. Por eso todos los pedidos muestran el mensaje «tu pedido está en camino» incluso cuando no han empezado a cocinar. Por eso las notificaciones son impredecibles. Por eso las fotos son cada vez más irreales, las texturas exageradas, los sonidos artificiales. No quieren que disfrutes la comida. Quieren que no puedas dejar de pensar en ella.

Vivimos en una cultura pavloviana. Ya no necesitamos campanas: tenemos pantallas. Y hemos convertido cada estímulo en un desencadenante subconsciente. Sonidos, colores, luces, mensajes, olores, frases tipo «2x1 solo por hoy». Cada una de estas señales dispara una anticipación que no se consensuó contigo. Tu cuerpo reacciona como si estuviera protegiéndote del hambre, pero lo que en realidad hace es protegerte de la incertidumbre. Comer se convirtió en un calmante de la expectativa, no de la necesidad.

El problema es que ese estado anticipatorio constante no se apaga. Cada vez que el cerebro anticipa recompensa, el cortisol sube levemente, la glucosa se moviliza y la insulina se libera. Cuando todo el día vives conectado a pantallas, repitiendo microciclos de anticipación una y otra vez, tu cuerpo nunca baja a modo reposo. Nunca cierra el circuito. Nunca llega al silencio. Y un sistema que no se apaga se vuelve impulsivo. La corteza prefrontal —responsable de la regulación, la planificación y el «no necesito esto en realidad»— queda temporalmente disminuida. Y ese es el terreno perfecto para que la conducta impulsiva tome el mando. No es que tengas poca fuerza de voluntad, es que tu neurobiología está agotada de anticipar estímulos que no se materializan.

Esto explica por qué resulta más fácil caer en antojos cuando estás estresado, cansado o saturado de pantallas. Explica por qué muchas personas sienten hambre después de ver videos de comida, aunque acaben de cenar. Explica por qué la mera idea del postre activa más emoción que el postre en sí. Explica por qué el *delivery* se ha vuelto una muleta emocional: no buscas comida, sino el alivio anticipatorio de saber que viene algo. Es un abrazo dopaminérgico temporal, entregado por un repartidor.

Y este patrón no solo afecta al peso o a la alimentación. Afecta a tu atención, tu paciencia, tu energía, tu capacidad de esperar y, sobre todo, tu propia percepción de autocontrol. Uno empieza diciendo: «No tengo fuerza de voluntad», como si la fuerza de voluntad fuese

73

una reserva infinita. Pero no es fuerza: es sistema nervioso. No es disciplina: es anticipación. No es pereza: es neuroeconomía de la recompensa.

Tu biología no está diseñada para vivir en expectativa continua. Evolucionamos para recibir señales escasas, no para procesar seiscientos microestímulos de dopamina al día. La dopamina anticipatoria te mantiene buscando algo que nunca termina de llegar. Y, en ese ciclo —buscar, anticipar, vaciar, repetir—, tu cuerpo queda atrapado en un elegante modo supervivencia: funcional, pero exhausto.

No obstante, hay una salida. Y es más simple de lo que parece. La única forma de romper el dominio de la dopamina anticipatoria consiste en volver a enseñarle al cuerpo la diferencia entre anticipación y experiencia. Vaciar las pantallas antes de comer. Dejar que el hambre real tenga espacio para aparecer. Recuperar la lentitud. Recuperar la espera. Recuperar actividades que generen recompensa lenta: movimiento, conversación, lecturas que no se consumen en diez segundos, proyectos que requieren semanas, vínculos que no ofrecen dopamina inmediata pero sí oxitocina sostenible.

El cerebro no deja de anticipar: aprende a anticipar mejor. Aprende a distinguir entre lo urgente y lo importante. Aprende a buscar menos estímulos y más presencia. Y, cuando eso ocurre, el hambre deja de sentirse como amenaza y empieza a sentirse como lo que es: una señal fisiológica, no emocional.

Porque solo cuando recuperas tu relación con la espera puedes recuperar también tu relación con la comida. Y contigo.

*El problema no es lo que comes: es lo que anticipas*
*para no sentir lo que duele.*

74

# Capítulo 14
# ¿Hambre, ansiedad o falta de descanso?

Por qué tu cuerpo envía señales confusas cuando estás inflamado, agotado o desconectado de tu interocepción, y cómo eso distorsiona tus decisiones alimentarias

Hay cuerpos que hablan con claridad, y otros que hablan en ruido. Cuando todo funciona como debería, el hambre aparece como una señal pausada, casi elegante: una disminución progresiva de energía, un leve vacío en el abdomen, una conciencia tranquila de que es hora de reponer. Pero, cuando tu fisiología está alterada —cuando hay inflamación de base, agotamiento metabólico o una desconexión profunda con las sensaciones viscerales—, el cuerpo deja de ser un mensajero y se convierte en un transmisor defectuoso. Y las señales que deberían guiarte terminan confundiéndote: un retortijón que atribuyes al apetito, una fatiga que consideras necesidad de azúcar, una distensión que interpretas como vacío. Pero no es hambre. Ni ansiedad. Ni descanso. Es desorden de señalización interna.

La mayor parte del tiempo, creemos que el hambre proviene del estómago lleno o vacío. Pero eso es solo una fracción de la historia. La sensación de hambre depende de un sistema complejo de comunicación entre el tracto gastrointestinal, el nervio vago, los mecanorreceptores gástricos, el intestino delgado, los péptidos intestinales y el hipotálamo. Si cualquiera de esas piezas pierde precisión, la

75

percepción se vuelve opaca. Y, cuando la percepción se vuelve opaca, tú interpretas como hambre cualquier ruido fisiológico que no sabes nombrar.

La inflamación crónica es uno de los disruptores más silenciosos de esta comunicación. Y la inflamación no solo afecta a órganos o articulaciones, sino también a la *información*. Los receptores de estiramiento del estómago —encargados de enviar señales de saciedad mecánica— se vuelven menos precisos cuando la mucosa está irritada o cuando la tensión vagal es inestable. La respuesta deja de ser binaria (lleno/vacío) y se convierte en una señal ambigua. Para algunos, esto se traduce en comer de más porque la saciedad nunca llega de forma clara. Para otros, es una sensación de «hueco» persistente, que se parece al hambre, pero no nace del déficit calórico, sino de la incapacidad del estómago para transmitir su verdadero estado.

A esto se suma la alteración a la hora de liberar péptidos de saciedad como el GLP-1, el PYY o la colecistoquinina. En condiciones de inflamación intestinal leve —tan leve que no aparece en analíticas rutinarias—, estos péptidos se secretan de forma irregular o tardía. La señal llega al cerebro como una notificación demorada, es decir, cuando ya has comido de más o cuando no hacía falta comer. La homeostasis se rompe no por exceso de apetito, sino por «errores de *timing*» en la señalización.

Cuando el cuerpo está agotado, ocurre algo aún más desconcertante: la fatiga se superpone sobre el eje del apetito. El cansancio profundo, sobre todo el muscular y el sistémico, activa vías que el cerebro interpreta como necesidad energética. Pero el cuerpo no está pidiendo comida; está pidiendo recuperación, pausa y reparación tisular. Sin embargo, la vía fisiológica que lo comunica es tan parecida a la del hambre que tú la confundes. La sensación de «necesito algo» es casi idéntica, solo que la interpretación es distinta. Y, en un mundo que no permite detenerse, resulta más fácil comer que descansar.

Pero hay otra capa: la hipersensibilidad visceral. Muchas personas conviven, sin saberlo, con una sensibilidad aumentada en el tracto GI. Una distensión leve del intestino —causada por un tránsito lento, una microbiota alterada o una simple tensión abdominal— puede

76

sentirse como un vacío, como una necesidad o como un pequeño tirón que tú asocias automáticamente con hambre. Pero ese tirón no es una invitación a comer: es un músculo liso irritado, un gas atrapado, un intestino que reacciona a algo que no procesaste bien. La fisiología es simple. La interpretación, no tanto.

La desconexión interoceptiva —y aquí hablo exclusivamente de la interocepción fisiológica, no emocional— también desempeña un papel central. Muchas personas han perdido la capacidad de reconocer señales internas básicas: sed, calor, cansancio, saciedad o tránsito intestinal normal. Cuando esa desconexión se instala, el cuerpo queda huérfano de interpretación. Las señales se sienten, pero no se reconocen. Y, cuando el cuerpo no se entiende, la mente recurre al patrón más habitual: comer. Porque la comida es una respuesta concreta ante una señal difusa. Es una acción que el cerebro reconoce como resolutiva, incluso si no resuelve nada.

La microbiota también participa en esta confusión. No desde el ángulo emocional —ese ya lo exploraste en otro capítulo—, sino desde la modulación local de hormonas y neurotransmisores periféricos. Una microbiota desequilibrada produce metabolitos inflamatorios que alteran la motilidad intestinal y, con ella, la percepción visceral. Un intestino que se mueve demasiado rápido o demasiado lento envía señales erráticas: presión, ruido, vibraciones, sensaciones térmicas internas… Ninguna de ellas es hambre. Pero pueden sentirse como tal cuando el sistema está desajustado.

El nervio vago, mensajero principal entre el intestino y el cerebro, sufre especialmente en estados de inflamación o estrés prolongado. Su tono se reduce; y, con ello, su precisión. La comunicación deja de ser fina y se vuelve gruesa, imprecisa, tosca. Donde antes había un matiz claro —«estoy lleno», «necesito energía», «estoy incómodo»—, ahora hay un único mensaje: *algo pasa*. Y tú, que no puedes traducir ese algo, respondes con lo más inmediato que conoces: comida.

La desconexión también afecta al movimiento. No al ejercicio como tal, sino al ritmo corporal. Los días en que no te mueves lo suficiente, la señalización muscular de requerimientos energéticos se altera. El músculo es un órgano endocrino; secreta mioquinas que modulan el apetito, la inflamación y la percepción energética. Cuando te mantienes inactivo, esas señales se reducen y el cuerpo malinterpreta el nivel real de energía. Puedes sentir hambre con depósitos llenos y sentirte saciado con reservas bajas. El desacople es completo.

La mayoría de las decisiones alimentarias impulsivas no son emocionales ni psicológicas, sino fisiológicas. Responden a un cuerpo que perdió la brújula interna, que interpreta el ruido como necesidad, que traduce la fatiga como carencia, que confunde la presión visceral con un vacío, que confunde la inflamación con la urgencia. Y el problema es que nadie nos enseñó a distinguir estas señales. Nadie nos enseñó que el hambre no siempre es hambre. Que el cuerpo, cuando está desincronizado, opera con alarmas defectuosas.

La solución no es comer menos ni tener más fuerza de voluntad. Es recuperar la precisión fisiológica. Es recalibrar el cuerpo para que sus señales vuelvan a tener sentido. Esto no tiene *glamour*, pero tiene ciencia: mejorar el tono vagal, reducir la inflamación, regular el tránsito intestinal, mover el cuerpo de forma constante, respetar los ritmos, permitir las pausas, darle al tejido muscular la oportunidad de participar en la conversación metabólica. El objetivo no es comer mejor: es *sentir mejor*. Porque solo cuando sientes mejor puedes interpretar mejor. Y solo cuando interpretas mejor puedes decidir mejor.

La clave es esta: el cuerpo no falla, sino que traduce. Somos nosotros quienes perdemos el idioma.

*La mayoría de tus antojos no nacen del hambre, sino del eco fisiológico de un cuerpo que intenta recordarte lo que se siente al estar vivo.*

# Bloque III

# HÁBITOS QUE SABOTEAN Y EMOCIONES QUE PESAN

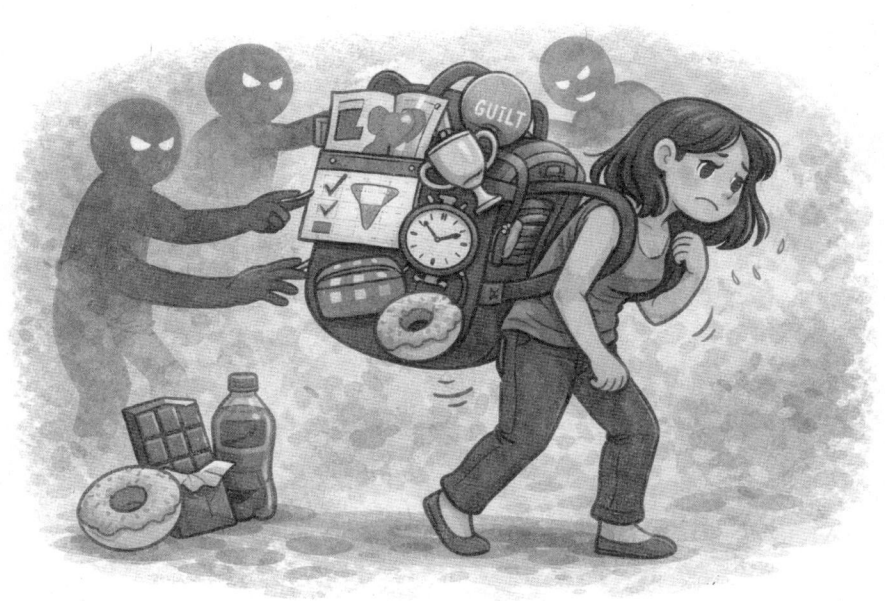

# Capítulo 15
# No tienes antojo, tienes ansiedad

## Cómo la regulación emocional frena el ansia de comer sin sentido

Hay personas que comen porque tienen hambre.

Y hay personas que comen cuando la vida pesa más de lo que pueden sobrellevar.

Yo soy de comer poco. No por disciplina, ni por moda, ni por autocontrol férreo. Simplemente, llevo un estilo de vida acelerado, casi sin pausas reales, donde a menudo lo fisiológico queda relegado a un segundo plano. Justo ese estilo de vida que no recomiendo. Ese que te vuelve eficiente, resolutiva, funcional... y, poco a poco, también desconectada.

Lo paradójico es que, incluso con todo el conocimiento acumulado sobre metabolismo, regulación hormonal, neurobiología del apetito y homeostasis energética, hay aprendizajes que no aparecen en ningún máster. Este me lo enseñó alguien a quien quise mucho, sin pretensión teórica y sin saber que estaba dejando una huella profunda: la comida es una forma de amor.

Puede sonar cursi, infantil o incluso ingenuo. A mí también me lo pareció durante años. Pero, con el tiempo, y sobre todo con la clínica, lo entendí mejor. Porque en mi caso —y en el de muchas personas de mi generación, aquí una *millennial* sin drama— crecimos en entornos donde el afecto explícito no siempre era abundante.

81

El «estoy orgulloso de ti» se decía poco. Los abrazos eran escasos y las palabras dulces se administraban con cuentagotas. Sin embargo, cuando llegabas a casa, allí estaba tu comida favorita. Cuando algo dolía, aparecía esa merienda especial, ese plato preparado con exactitud casi ritual.

Ese gesto silencioso era cuidado.

Y el cuerpo lo entendía.

Lo registraba.

Lo archivaba.

La comida se convirtió, para muchos, en el primer lenguaje emocional aprendido antes incluso de saber poner palabras a lo que se sentía. Y los lenguajes que se aprenden temprano no desaparecen. Se transforman, se sofistican o se desordenan, pero siguen ahí.

Eso crea vínculos. Vínculos profundos, cargados de significado, con una potencia emocional enorme. Como ocurre con cualquier vínculo, puede ser nutritivo o puede volverse disfuncional dependiendo de cómo se use, de cuánto se exija y de si es el único recurso disponible.

Por eso resulta tan poco realista seguir repitiendo, casi como un mantra vacío, que «hay que comer solo cuando se tiene hambre real». Esa frase ignora demasiadas cosas: la evolución, el contexto social, la historia personal y, sobre todo, la función emocional de la comida. Las grandes decisiones no se toman en ayuno. Se cierran en una mesa. Se negocian en una sobremesa. Muchas relaciones comienzan compartiendo una cena; y algunas despedidas importantes, también.

Reducir el hambre a una señal puramente fisiológica es un error de simplificación. El aumento de grelina y su lectura hipotalámica son solo una parte del sistema. La comida también es símbolo, ritual, consuelo y pertenencia. Y, aunque lo fisiológico tiene un peso enorme —y claro que lo tiene—, existe una capa suprafisiológica que no se puede borrar a golpe de fuerza de voluntad.

A nivel cerebral, el sistema de recompensa y el de apetito están íntimamente entrelazados. Comer algo placentero no activa solo los centros de saciedad, sino también los circuitos de motivación, aprendizaje y memoria. El núcleo accumbens, la liberación de dopamina, la anticipación del placer y la asociación emocional forman parte de un mismo entramado. La neurociencia lo describe como hambre hedónica: no comes porque lo necesites, sino porque lo deseas.

Y eso no es patológico: es humano.

Comer por placer no es un problema en sí mismo. El problema aparece cuando el placer se convierte en el único regulador emocional disponible, cuando la comida pasa a ser el refugio principal, cuando el refrigerador se transforma en el terapeuta nocturno al que no puedes mentirle.

Aquí entra una capa fisiológica que suele explicarse poco: la ansiedad no solo aumenta el deseo de comer, también altera la forma en que el cuerpo procesa lo que comes. En estados de ansiedad sostenida, el sistema nervioso autónomo se inclina hacia la activación simpática, lo que modifica el vaciamiento gástrico, la motilidad intestinal y la sensibilidad a la insulina. Comer bajo ansiedad no es solo una cuestión de cantidad o de calidad; es un contexto metabólico distinto.

El cuerpo, en ese estado, prioriza el alivio rápido. Busca combinaciones que ofrezcan recompensa inmediata con bajo coste cognitivo. El azúcar, la grasa y la sal cumplen de forma eficaz ese rol. El problema está en que esa eficacia resulta engañosa: el alivio dura minutos, mientras que la inflamación que sigue puede durar horas o días. No es una cuestión moral; es bioquímica.

Cuando comes desde la ansiedad, el intestino lo nota. La permeabilidad intestinal puede aumentar transitoriamente, la respuesta inflamatoria se amplifica y la microbiota recibe un mensaje claro: estamos en modo urgencia. Repetido en el tiempo, ese patrón consolida un eje ansiedad–apetito–inflamación que resulta difícil de romper solo con prohibiciones.

Por eso, pretender que alguien deje de golpe la comida emocional es tan poco realista como pedirle que deje de necesitar afecto. No es sano. Y, desde luego, no es empático. La comida emocional no es el enemigo; es un recurso mal usado cuando no hay otros disponibles.

El verdadero problema no es tener hambre hedónica: el problema es no saber reconocerla. No diferenciar cuándo comes para nutrirte y cuándo para compensar.

Y aquí entra un punto clave que no se suele trabajar: la culpa como amplificador metabólico. Castigarte después de comer no neutraliza el efecto, sino que más bien lo empeora. La culpa mantiene la activación del eje del estrés, prolonga la inflamación y refuerza el ciclo de compensación. Comer con culpa no es neutral; es un estímulo adicional.

A veces, al final de un día largo, lo que necesitas no es un ayuno intermitente ni un plan restrictivo para «compensar». Es una cena que te sostenga. Que no duela. Que no pese. Que no tenga como postre la culpa. La regulación emocional también se entrena desde la elección consciente, no desde el castigo.

La evolución no va hacia atrás. No necesitas comer como tus ancestros paleolíticos ni renunciar al placer para demostrar que haces las cosas bien. Pero sí necesitas construir una relación más honesta con lo que eliges comer. Como en cualquier relación, no se trata de prohibírtelo todo, sino de elegir vínculos que sumen, que sostengan y que no te enfermen a medio plazo.

Cuando sabes que comes por ansiedad, insultarte no ayuda. Pero observar sí. Nombrar lo que ocurre abre una pequeña distancia entre el impulso y la acción. Respirar —no como técnica, sino como gesto de presencia— permite que el sistema nervioso baje un punto. Y entonces aparece algo nuevo: la posibilidad de elegir.

Elegir no siempre significa decir que no. A veces significa decir que sí, pero desde otro lugar. Un lugar donde entiendes qué estás buscando realmente en ese alimento. ¿Calma? ¿Contacto? ¿Descanso? ¿Reconocimiento? Cuando logras identificarlo, la comida deja de ser el único canal.

El cuerpo registra esas decisiones. El intestino las procesa. Y tu energía las refleja. No de forma inmediata, sino acumulativa. La regulación no ocurre en una comida perfecta, sino en patrones sostenidos.

No es que carezcas de antojo: es que muchas veces lo que tienes es hambre de calma, de contacto o de sentido. Y, hasta que aprendas a darte eso por otras vías, la comida seguirá cumpliendo ese rol. No como un fallo, sino como una solución provisional. La salida no es dejar de comer, sino empezar a elegir desde un lugar menos ansioso y más consciente.

Ahí es donde la regulación emocional se vuelve metabólica.

Y donde comer deja de ser un campo de batalla para convertirse, otra vez, en un acto de cuidado.

*No comes para llenarte: comes para sostenerte.*
*La clave está en saber si lo que eliges te sostiene…*
*o te desborda.*

## Capítulo 16
# Autoestima en ayunas, dopamina por *delivery*

### Lo que buscamos en la *pizza* no es queso: es calma

Durante años, la escena era casi un cliché: una adolescente llorando frente a un paquete de galletas, comiendo a escondidas, atrapada en un ciclo de culpa, atracón y autocastigo. Esa imagen sigue existiendo, pero ya no explica lo que vemos hoy con mayor frecuencia en consulta.

La escena ha cambiado.

Ahora, quien come sin hambre suele ser un adulto funcional. Treinta o cuarenta años. Trabajo estable, aunque poco satisfactorio. Relaciones afectivas fragmentadas. Cansancio crónico. Una lista interminable de pendientes y una sensación persistente de no llegar nunca a todo. No cumple criterios de trastorno de la conducta alimentaria. No hay vómitos inducidos ni restricciones extremas. Pero hay algo más silencioso y más extendido: una autoestima sostenida casi exclusivamente por pequeñas dosis de alivio inmediato.

Es tarde. Ya cenaste. Aun así, el dedo baja por la aplicación de comida rápida con una familiaridad casi automática. No hay hambre fisiológica. Hay otra cosa. Una incomodidad difusa, difícil de nombrar, que parece calmarse mejor con pan caliente, queso fundido y una pantalla encendida que con silencio.

No es comida: es refugio.

Durante unos minutos, el mundo se estrecha. El ruido baja. El malestar se difumina. No porque desaparezca, sino porque queda anestesiado. La comida no está cumpliendo una función nutricional, sino reguladora. Está sosteniendo algo que, en ese momento, no sabes sostener de otra forma.

Aquí aparece un matiz importante: la comida hedónica no es solo placer, sino reafirmación. Es el «me lo merezco» de quienes han atravesado el día sin recibir reconocimiento, sin descanso real, sin una sensación mínima de logro interno. Cuando no hay otros premios, el cerebro aprende rápido cuál está siempre disponible.

El problema no es ese gesto puntual. El problema aparece cuando ese gesto se convierte en el único lugar donde apoyarse.

Desde el punto de vista neurobiológico, el sistema de recompensa no distingue entre una caricia emocional y una descarga dopaminérgica rápida. Registra alivio. Y, cuando algo alivia, se repite. Con el tiempo, esa repetición tiene un coste: la sensibilidad disminuye. Lo que ayer calmaba de forma evidente, hoy apenas roza. Y el sistema pide más estímulo para obtener el mismo efecto.

Más cantidad.

Más frecuencia.

Más intensidad.

No por gula, sino por adaptación.

Este es el punto donde la autoestima empieza a desdibujarse. No de forma consciente, sino funcional. La sensación de valía personal deja de construirse desde procesos internos —coherencia, constancia, vínculo o propósito— y pasa a depender de estímulos externos, rápidos y accesibles. El alivio inmediato sustituye al orgullo tardío. Y el cuerpo aprende que sostenerse duele menos cuando otra persona —u otra cosa— lo hace por ti.

El vacío que aparece después no es casual. Cuando el estímulo termina, el sistema vuelve a su estado basal, y lo que emerge ahí no es hambre, sino falta de reconocimiento interno. Por eso, cuando la escena se apaga —el envase vacío, la pantalla en pausa— la incomodidad sigue ahí. No porque la comida haya fallado, sino porque nunca fue la solución. La autoestima sigue en ayunas.

Una paciente lo expresó una vez con una claridad incómoda: «Yo no como por hambre. Como para dejar de sentir que no valgo nada».

No era una metáfora; era una descripción funcional. Para muchas personas, comer se ha convertido en el último refugio cuando todo lo demás se ha venido abajo. Y, paradójicamente, cuanto más se usa ese refugio, más se debilita la capacidad de generar sostén por otras vías. La comida deja de ser un recurso puntual y pasa a ocupar un lugar identitario.

Aquí conviene diferenciar algo esencial: la comida puede ser amor. Puede ser consuelo. Puede ser memoria afectiva. Eso no es patológico. El problema aparece cuando ese es el único vínculo estable, cuando todo el sistema de regulación emocional descansa sobre el mismo pilar. Ninguna estructura se sostiene mucho tiempo así.

En la práctica clínica, este patrón adopta formas reconocibles. Una mujer que, cuando su familia ya se ha ido a dormir, cena sola en la cocina, no por hambre, sino porque necesita cinco minutos sin exigencias. Un hombre que pide comida rápida después de entrenar, aunque ya ha cenado, porque necesita sentir que algo lo premia. Una joven que dice que no le gusta cocinar, cuando en realidad lo que no soporta es quedarse sola con su silencio. Ninguno de ellos está buscando comida, sino reconocimiento. Y el reconocimiento no se entrega por *delivery*.

El sistema de recompensa está diseñado para priorizar la gratificación inmediata. El azúcar, la sal y la grasa saben activar esas rutas con precisión quirúrgica. El problema no es que lo hagan, sino que, cuando solo se ofrece ese tipo de estímulo, el sistema se vuelve dependiente. Se reduce la tolerancia al esfuerzo sostenido y se empobrece la capacidad de generar satisfacción a medio plazo.

Buscar autoestima en el azúcar es como regar una planta con agua salada. Parece líquido, pero no nutre.

Construir una autoestima sólida no produce dopamina inmediata. No hay notificaciones ni fuegos artificiales. Hay coherencia, repetición, una sensación de orgullo que llega más tarde, pero que no se desvanece en minutos. Y esa diferencia es crucial, aunque rara vez se verbalice.

Lo que se construye desde rutinas sostenidas, desde una relación menos violenta con el cuerpo, desde decisiones que no necesitan aplauso externo, no depende del estado de ánimo del día ni del algoritmo. No se pierde con un lunes malo ni con una semana difícil. Se queda.

Por eso, el verdadero placer no es la comida.

Es mirarte y saber que estás sosteniéndote.

No por cómo luces, no por si entras en cierta ropa, sino porque, incluso en días grises, elegiste no abandonarte.

Ese tipo de autoestima no se compra. No se come. No llega en quince minutos.

Pero, cuando aparece, el cuerpo lo reconoce. Y ya no necesita anestesiarse para sentirse suficiente.

*Mientras no aprendas a sostenerte, vas a seguir buscando delivery... incluso cuando estés lleno.*

# Capítulo 17
# Tu apego afectivo también tiene efecto rebote

## Vínculos, abandono y la huella del apego en la conducta alimentaria

Puedo ayunar dieciséis horas. Puedo resistirme al azúcar. Puedo sostener una rutina, entrenar, organizarme y funcionar con bastante solvencia en lo cotidiano. Pero, cuando me siento desbordada, hay una parte de mí que todavía quiere abrir la nevera como si allí hubiera algo más que comida. Y muchas veces ni siquiera sé qué estoy buscando. Lo único que tengo claro es que no lo hago llevada por el hambre.

Durante años, me resultó evidente. Cuando vivía en Venezuela, había asociaciones emocionales muy claras, casi automáticas. Si estaba arrecha —como decimos allá—, nada me calmaba tanto como unas costillas en sal y pimienta de los chinos de la avenida Victoria. Si me sentía bajoneada, un golfeado con queso del Centro Plaza El Paraíso. No era una elección racional ni gastronómica: era memoria corporal. Era alivio conocido.

Así, sin querer, uno va asociando comida con consuelo. Y aunque hoy me guste mi cuerpo, aunque tenga hábitos funcionales y una relación mucho más consciente con lo que como, una disrupción emocional sigue siendo capaz de desajustar el sistema. Cuando eso ocurre, el cuerpo busca confort donde esté disponible: comida, *delivery*, un hombre o algún refugio afectivo antiguo que, racionalmente, ya no debería estar marcado como favorito.

90

Las emociones mandan más de lo que creemos. No porque seamos débiles, sino porque el cuerpo aprendió antes que la cabeza. Y, cuando algo duele, cuando algo falta, el organismo no se queda esperando explicaciones: se mueve hacia lo que alguna vez funcionó. Y no, casi nunca es el brócoli.

Aquí es donde empieza a dibujarse el mapa del apego. No como concepto teórico, sino como experiencia corporal temprana. El apego no se instala en forma de ideas, sino de sensaciones: presencia, ausencia, seguridad, imprevisibilidad. Muchas veces no se graba a través de grandes escenas, sino mediante silencios pequeños y repetidos. Infancias donde no pasó nada «grave», pero donde tampoco pasó lo suficiente. Donde el afecto no era explícito, donde la validación era escasa, donde el malestar se resolvía rápido para que no incomodara.

He trabajado este tema de cerca con una amiga experta en educación infantil, y hay algo que se vuelve evidente cuando lo observas con tiempo: cuanto más ves a un niño con hambre afectiva, más fácil resulta entender al adulto que se come su ansiedad. No porque quiera, sino porque su cuerpo aprendió que así se regulaba la falta.

Desde ese lugar, el apego no es un rasgo psicológico abstracto. Es un molde. Un patrón que el sistema nervioso utiliza para interpretar el mundo. Cuando el apego es inseguro —sobre todo en sus formas evitativa o ambivalente—, el cuerpo vive con una sensación basal de alerta. No necesariamente de miedo consciente, sino de falta. Falta de algo que no siempre se puede nombrar, pero que se siente con claridad.

Biológicamente, esa falta se traduce como amenaza. El sistema nervioso autónomo no distingue bien entre un peligro externo y la ausencia de una figura reguladora. Cuando la presencia que calmaba no está —o nunca estuvo de forma consistente—, el cuerpo entra en modo búsqueda. Y, si no puede recuperar aquello que añora, lo sustituye. No porque confunda comida con amor, sino porque la comida está disponible, es constante y no se va.

El eje del estrés se activa. El cuerpo interpreta que le falta algo vital y reorganiza prioridades. No desde la reflexión, sino desde la supervivencia. En ese contexto, las señales de saciedad se vuelven

91

confusas, no porque el sistema esté roto, sino porque está respondiendo a otra carencia. La sensación de vacío no es digestiva; es relacional. Pero el organismo no separa tan bien esos planos.

Así se imprime el trauma relacional en la fisiología. No como recuerdo explícito, sino como tono basal. El nervio vago pierde flexibilidad, la respuesta inflamatoria se vuelve más reactiva y el cuerpo aprende que la calma depende de algo externo. Algo que llegue. Algo que llene. Algo que esté.

Ahora bien, no todos reaccionamos igual cuando falta el otro. El cuerpo ansioso suele buscar comida como quien mendiga afecto. Y no es cualquier comida, sino *esa*. La conocida. La que alguna vez calmó. Aunque estés saciado, necesitas ese golfeado. Y, cuando vives al otro lado del Atlántico, ni siquiera eso está disponible, de modo que reemplazarlo cuesta casi tanto como reemplazar la razón que te llevó a necesitarlo.

Otros cuerpos reaccionan desde la intensidad. Todo se vive a tope: el vínculo, la ausencia, el atracón... Hay descarga, hay alivio momentáneo y luego culpa. No porque desconocieran lo que hacían, sino porque necesitaban esa presencia súbita, aunque fuera en forma de azúcar, grasa o sal. Las preguntas que aparecen después —¿por qué lo hice?, ¿qué estaba buscando?— suelen llegar tarde, cuando el cuerpo ya actuó.

El patrón es claro: el abandono genera vacío, el cuerpo intenta llenarlo y, entonces, aparece el efecto rebote. No solo en el peso, sino en la conducta.

«Te vas, y no solo duele emocionalmente. Mi cuerpo también siente que se cae. Porque hay partes de mí que no distinguen entre hambre de pan y hambre de presencia».

Al final, los psicólogos no estaban tan equivocados: los apegos nos marcan. Tengo una amiga cuyo peso sube o baja según lo que recibe de su pareja. Ella lo dice con humor: «Todos en pareja engordan». Pero la pregunta real es otra. ¿Es por las cenas? ¿Por las palomitas viendo Netflix? ¿O por las inseguridades —naturales— que se activan en cada vínculo y que vamos llenando con comida porque callar resulta más incómodo?

Construimos patrones, y el cuerpo los memoriza mejor que la cabeza. El trauma relacional deja huella en la digestión, en el sistema inmune, en el tono vagal. No es poesía: es biología adaptativa.

Por eso, no estás roto porque te cueste comer bien cuando te ignoran. No eres débil porque tu ansiedad afectiva se sirva un plato más. Estás funcionando con un patrón aprendido, uno que tuvo sentido en algún momento de tu historia y que, como todo aprendizaje corporal, puede desactivarse cuando deja de resultar necesario.

«No era hambre. Era abandono metabolizado».

Y a veces ese abandono no fue explícito. No hubo gritos, ni portazos, ni frases lapidarias. A veces fue un «todo está bien» sin abrazo. Un «ya pasó» sin validación. Un «cómete esto» en lugar de «cuéntame qué te duele». Ahí es donde empezamos a llenar huecos con pan. Y lo más incómodo es reconocer que, durante un tiempo, funcionó. Por eso se volvió un hábito.

El azúcar no juzga.

La grasa no exige explicaciones.

El pan con queso no se va al día siguiente.

Cinco comidas que no surgían del hambre, pero que parecían amor:

El helado *post-ghosting*, porque lo único frío que creías merecer era en el paladar.

Las papas fritas de la rabia pasivo-agresiva, crujientes y saladas como discusiones que nunca terminan de cerrarse.

La galleta del «me lo merezco», premio silencioso por aguantar más de lo que deberías.

El chocolate del silencio, para no decir lo que el estómago llevaba rato gritando.

El desayuno con culpa incluida, creyendo que con tostadas se cura un vacío existencial.

Cuando comprendemos que el sistema de recompensa del cerebro no distingue entre una caricia y una cucharada de Nutella, la historia cambia. No porque ahora sea tu culpa, sino porque ahora sabes por qué duele y por qué comes. El cuerpo responde a la presencia. Y, cuando no la encuentra en vínculos seguros, la busca donde puede.

93

Justo ahí aparece el verdadero efecto rebote del apego. No solo recuperas el peso, sino el patrón. Un día te das cuenta de que no estás repitiendo una comida, estás repitiendo un vínculo. Que no extrañas a esa persona, sino cómo te hacía sentir. Y, si lo miras con honestidad, ni siquiera era ella: era la idea de que, por fin, alguien iba a quedarse.

Por eso, cuando se va, lo que rebota no es solo el hambre. Es la herida.

El cuerpo no se equivoca. Busca presencia. Y, mientras no aprenda otras formas de encontrarla, seguirá confundiendo alimento con vínculo. No por falta de voluntad, sino por memoria. Por historia. Por adaptación.

La buena noticia es que lo que se aprendió una vez puede desaprenderse. No a golpe de control, ni de culpa, ni de disciplina extrema, sino ofreciendo al cuerpo experiencias repetidas de presencia real. Vínculos que sostengan. Ritmos que regulen. Espacios donde no haya que ganarse el afecto ni anestesiar la ausencia.

Cuando el cuerpo empieza a sentirse acompañado de verdad, deja de mendigar consuelo en la comida. No porque la comida pierda valor, sino porque deja de cargar con una función que nunca le correspondió.

*No estoy gorda: estoy llena de despedidas*
*que no supe digerir.*

## Capítulo 18
# No hay salud sin límites: ni con las personas ni con la comida

El cortisol de decir siempre «sí» y el metabolismo de ser complaciente

Mostrarse complaciente es un arte ambiguo, pues tiene algo de virtud social y algo de trampa biológica. Por un lado, ofrece el placer inmediato de sentirse útil, servicial, casi necesario. Por otro, esconde un miedo mucho más profundo y menos visible: el miedo a incomodar, a confrontar, a romper una armonía frágil que aprendiste a proteger incluso a costa de ti mismo. Ese miedo es el que te lleva a sonreír cuando deberías decir que no, y a aceptar invitaciones que preferirías evitar tanto como una colonoscopia en ayunas.

Este arte no aparece de la nada. Se aprende. Suele gestarse en hogares donde «portarse bien» no era una sugerencia, sino un mandato vital para mantener la paz familiar. Casas donde se caminaba en puntillas emocionales, donde el conflicto se evitaba como quien evita un cable eléctrico desnudo. Crecer en ese clima te entrena para no molestar, para minimizar tu existencia emocional y para decir «sí» incluso cuando el cuerpo ya está pidiendo auxilio.

Con el tiempo, esa habilidad se convierte en identidad. Eres el que resuelve, el que está, el que ayuda. El que no da problemas.

Y, claro, no todo es negativo. Sentirse útil y sostener a otros es gratificante, ya que produce una sensación cálida de pertenencia y vínculo. El problema aparece cuando esa gratificación deja de ser elección y se transforma en obligación. Cuando el placer de dar se convierte en angustia ante la posibilidad de negarte. Cuando tu agenda deja de ser tuya y pasa a ser un espacio público al que cualquiera puede acceder con solo pedir un favor.

Porque, aunque duela admitirlo, decir siempre que sí casi siempre implica decirte que no a ti mismo. Un no silencioso, pero constante. No a descansar. No a tener tiempo propio. No a cuidar el cuerpo. No a escuchar el cansancio antes de que se convierta en síntoma. Y el precio de esa negación crónica no es abstracto ni metafórico, sino profundamente biológico. Se paga en cortisol elevado, en inflamación persistente, en un metabolismo que vive a la defensiva.

El cortisol funciona como el guardia de seguridad de tu organismo. En situaciones puntuales es una hormona brillante: te permite rendir en un examen, reaccionar a tiempo para no perder un avión o escapar de una amenaza real. El problema aparece cuando ese sistema se mantiene activado de forma continua. Cuando vives complaciendo a todo el mundo menos a ti, el cortisol trabaja con horas extras, sin festivos y sin aumentos salariales.

Y no, al cortisol no le interesa el origen exacto de la sobrecarga. No distingue entre un jefe que no respeta límites, una madre demandante en exceso o un vecino que «solo te pide un favorcito» que, casualmente, te consume tres horas del día. El cortisol entiende una sola cosa: amenaza. Si tu vida se convierte en una sucesión constante de compromisos que no querías asumir, reuniones a las que no deseabas asistir y favores que no te permitiste rechazar, tu cuerpo lo traduce como estrés crónico. Una guerra sin fin que exige movilización constante de recursos metabólicos.

En ese contexto, el organismo hace lo único que sabe hacer para protegerse: acumula grasa visceral, activa inflamación de bajo grado y le indica al metabolismo que todo es peligro. Incluso el café con ese amigo al que no sabes decirle que no. El cuerpo no interpreta la buena intención; interpreta la sobrecarga.

96

Existe, además, un circuito menos evidente, pero muy eficaz, que mantiene este patrón. Evitar el conflicto tiene recompensa. Si dices que no te genera ansiedad, es porque tu sistema emocional aprendió desde temprano que esquivar la confrontación traía alivio inmediato. Cada vez que evitas una discusión, el cerebro experimenta un breve descanso: «No pasó nada, seguimos en paz». Ese alivio refuerza la conducta. Pero dura poco.

Minutos después aparece otra sensación, más silenciosa: la frustración de haberte vuelto a traicionar. La tensión de haber dicho que sí cuando querías gritar que no. Esa lucha interna, repetida una y otra vez, genera pequeños picos de estrés emocional que se acumulan hasta convertirse en inflamación metabólica sostenida. Tus células desconocen que solo intentas ser buena persona. Tus células solo registran activación constante, conflicto latente y la necesidad de adaptarse a un entorno que no ofrece tregua.

El resultado suele ser un cansancio difuso, dolores musculares persistentes, dificultad para descansar de verdad y esa sensación tan común de «no sé por qué estoy agotado todo el tiempo». No es falta de voluntad ni debilidad de carácter: es un cuerpo que lleva demasiado tiempo sosteniendo lo que no le corresponde.

Llegados a este punto, suele aparecer la pregunta inevitable: ¿qué hacer? Y aquí es donde muchas personas esperan una lista clara, un protocolo, una solución rápida. Podría decirte, con ironía, que la respuesta es sencilla: deja de mostrarte complaciente. Problema resuelto. Pero eso sería tan absurdo como decirle a un asmático que respire mejor.

Así pues, aunque reconocerlo no basta, sí es el inicio. Aceptar que tienes dificultad para poner límites no te convierte en mala persona; te convierte en una persona consciente. Nombrar el patrón no lo desactiva automáticamente, pero abre una grieta por donde puede entrar algo nuevo. Y nombrar, en biología y en psicología, es un acto potente, pues constituye el primer gesto de regulación.

Después vienen los pasos incómodos. Aprender a decir que no cuando te tiembla el cuerpo, cuando te sudan las manos, cuando aparece esa sensación infantil de que algo terrible va a ocurrir si te priorizas. Y, aunque no ocurre, el sistema nervioso necesita comprobarlo más de una vez para creerlo.

Poner límites saludables no significa volverte egoísta ni levantar murallas infranqueables. La vida no funciona en términos de absolutos. Existen matices, y es ahí donde se construye la salud. Ayudar está bien, siempre que no implique ponerte sistemáticamente en último lugar. Dar está bien, siempre que no te vacíes en el proceso.

Un límite sano no es una muralla; es una puerta clara. Una puerta que tú decides cuándo abrir y cuándo cerrar. Es reconocer cuándo puedes dar desde la elección y cuándo toca decir «hoy no puedo» sin culpas, sin excusas elaboradas y sin la necesidad de justificar tu cansancio. Es honestidad emocional contigo y con el otro.

En este proceso, incluso el humor puede convertirse en una herramienta reguladora. A veces, un sarcasmo interno —no siempre expresado— sirve para aliviar la tensión y tomar distancia del automatismo. Pensar que «claro, con todo gusto puedo cancelar mi vida por ti» puede sonar exagerado, pero también puede ayudarte a ver lo absurdo del extremo al que has llegado.

Al final, tanto tu salud emocional como la metabólica dependen en gran parte de tu capacidad para regular tus síes y tus noes. El estrés crónico derivado de una complacencia extrema no es un enemigo abstracto ni psicológico; se manifiesta como grasa visceral, inflamación persistente, insomnio y agotamiento profundo. Poner límites no es egoísmo, sino biología básica. Es supervivencia emocional. Es coherencia metabólica.

No hay salud sin límites. Ni con las personas, ni con la comida, ni contigo mismo. Decir que no, en ocasiones, es el acto metabólico más saludable que puedes practicar. Y si necesitas permiso para empezar, aquí lo tienes, de forma explícita: tienes permiso para priorizarte. Esta vez sin ironía. Porque no viniste al mundo a resolverle la vida a otros mientras descuidas la tuya.

*La complacencia no es bondad: es autodestrucción
con sonrisa incluida.*

## Capítulo 19
# El síndrome del impostor metabólico

### Cuando tu cuerpo tampoco cree en ti

Hay una sensación particularmente frustrante que muchas personas reconocen, aunque rara vez saben cómo nombrarla. Empiezas un plan saludable con convicción. Te organizas mejor. Comes de forma más consciente. Te mueves. Duermes algo más. Haces, en apariencia, todo lo que se supone que «debería funcionar». Sin embargo, el cuerpo no responde como esperabas. Los cambios son lentos, erráticos o, directamente, inexistentes. Te miras al espejo y las preguntas aparecen, casi siempre en silencio: ¿por qué no funciona?, ¿por qué mi cuerpo parece no creerme?

La tentación inmediata es pensar en sabotaje, mala suerte o defectos personales. Pero esa lectura suele ser injusta y, sobre todo, incompleta. El cuerpo no te está traicionando: está siendo coherente con tu historia. No porque sea vengativo, sino porque está diseñado para sobrevivirte, no para creerte a la primera.

El síndrome del impostor suele describirse como la sensación persistente de no merecer los logros propios, de sentirse un fraude incluso cuando hay esfuerzo real y resultados objetivos. Con el cuerpo ocurre algo muy parecido. No importa cuántas veces prometas cuidarte si el registro previo está lleno de dietas extremas, ayunos que terminaron en atracones, rutinas abandonadas, estrés sostenido y autocastigo. Tu biología no borra ese archivo con facilidad: lo consulta.

99

Aquí entra en juego un concepto poco divulgado fuera del ámbito clínico, pero indispensable para entender esta sensación de desconfianza corporal: la memoria metabólica. No se trata de una metáfora ni de una forma elegante de justificar la dificultad para cambiar. Se refiere a la persistencia de adaptaciones metabólicas incluso después de que los parámetros aparentes mejoren. El cuerpo aprende de la experiencia repetida, no de la intención puntual.

Biológicamente, tu organismo no piensa en términos de estética ni de ideales, sino de seguridad. Cada episodio de restricción severa activó una alarma de hambruna. Cada subida y bajada brusca de peso recalibró el sistema interno que define cuánta energía considera «segura». Cada periodo prolongado de estrés enseñó a tus células que el mundo es un lugar imprevisible. Cada noche mal dormida, cada comida impulsiva, cada señal interna que ignoraste reforzaron una misma conclusión: hay que ahorrar, resistir, protegerse.

El cuerpo no es ingenuo, sino prudente. Está programado para confiar en la consistencia, no en la euforia de un lunes por la mañana. No responde a discursos motivacionales ni a planes bien intencionados si no van acompañados de estabilidad en el tiempo. Por eso tantos comienzos brillantes terminan en frustración. No porque falte voluntad, sino porque sobra memoria.

El adipostato es uno de los mejores ejemplos de esta lógica. Se trata del conjunto de mecanismos neurológicos y hormonales que regulan cuánta grasa corporal considera adecuada el organismo. No es una cifra fija ni un número estético: es un rango aprendido. Si durante años el cuerpo habitó un peso determinado, ese valor se convierte en referencia. Y cuando intentas salir de ahí de forma brusca, el sistema no interpreta salud; interpreta amenaza.

Por eso las dietas extremas fallan de manera tan consistente. Cuando pierdes peso rápido, el cuerpo no celebra. Se alerta. Activa mecanismos de compensación que no dependen de tu fuerza de voluntad: aumenta el hambre, reduce el gasto energético y mejora su eficiencia para almacenar. No te castiga: te protege. Y lo hace porque, según su experiencia previa, los cambios drásticos suelen preceder a la escasez.

100

El cortisol cumple aquí un papel secundario, pero importante. No como enemigo, sino como soldado de emergencia. Cuando permanece activado de forma crónica, reorganiza prioridades metabólicas. Favorece el almacenamiento de grasa visceral, aumenta la resistencia a la insulina, fragmenta el sueño y distorsiona las señales de apetito. No porque el cuerpo sea desobediente, sino porque sigue operando en modo defensa, incluso cuando tú juras que esta vez vas en serio.

Uno de los errores más comunes en este punto es pensar que el cuerpo se puede convencer con un plan de corta duración. Que bastan veintiún días, una rutina perfecta o un impulso inicial fuerte para que todo encaje. Pero la biología no funciona por convencimiento: funciona por evidencia sostenida. No recuerda tus intenciones. Recuerda tus patrones.

Para el cuerpo, el cambio real no es un *sprint*, sino un proceso lento de verificación. Necesita comprobar, una y otra vez, que esta vez no habrá abandono, que no habrá castigo posterior, que no se trata de otro ciclo de exigencia seguido de ruptura. Hasta que no acumula suficientes pruebas de estabilidad, mantiene la guardia alta.

Desde fuera, esto puede sentirse como autosabotaje. Desde dentro, es coherencia adaptativa.

El síndrome del impostor metabólico no implica que tu cuerpo sea malo o esté en tu contra, sino más bien que es prudente. Te pide pruebas, no discursos. Te pide consistencia, no perfección. Te pide respeto, no guerra. Cada intento extremo, cada castigo encubierto y cada exigencia desmedida refuerzan la idea de que no se puede confiar.

Por eso, muchas personas se frustran cuando «lo hacen todo bien» durante unas semanas y luego colapsan. El cuerpo no responde al esfuerzo puntual, responde al contexto global. No se fía de quien promete mucho y sostiene poco, aunque esa falta de sostén no sea voluntaria. No entiende de culpa ni de excusas. Solo registra regularidad.

Aquí aparece una paradoja incómoda: cuanto más agresivo es el intento de cambio, más resistencia genera. No porque el cuerpo

101

quiera quedarse igual, sino porque los cambios violentos confirman su sospecha de que algo no es seguro. El organismo no diferencia entre una dieta extrema y una amenaza real; ambas activan respuestas de conservación.

Recuperar la confianza corporal no pasa por hacer más, sino por hacer distinto. Implica reducir la intensidad y aumentar la continuidad. Cambiar el foco del resultado inmediato al proceso sostenido. Dejar de negociar con el cuerpo desde la urgencia y empezar a hacerlo desde la coherencia.

Esto no significa resignarse ni bajar expectativas de forma conformista. Significa entender que la biología necesita tiempo para actualizar sus referencias. Que cada día de estabilidad suma más que una semana perfecta seguida de abandono. Que el cuerpo empieza a relajarse no cuando todo es ideal, sino cuando deja de anticipar el golpe.

Hay señales sutiles de que la confianza comienza a restablecerse. El hambre se vuelve más clara. El cansancio aparece antes de la extenuación. El descanso empieza a ser reparador. El peso se mueve sin violencia. No siempre hacia abajo de inmediato, pero sí hacia un lugar más estable. Estos cambios no suelen ser espectaculares, y precisamente por eso funcionan.

El cuerpo no quiere que lo conquistes: quiere que lo acompañes.

Cuando entiende que no estás intentando dominarlo, sino escucharlo, empieza a ceder espacio. No por obediencia, sino por seguridad. La consistencia se convierte en lenguaje común. Y, poco a poco, el sistema baja la guardia.

El síndrome del impostor metabólico se diluye cuando el cuerpo acumula suficientes experiencias de cuidado no condicionado. Cuando descubre que esta vez no hay letra pequeña, ni castigo posterior, ni exigencia imposible de sostener. Cuando la rutina deja de ser una prueba de valor y se convierte en un gesto cotidiano de respeto.

Al final, tu cuerpo no se rinde ante promesas: responde a la historia que le muestras cada día. Y aunque tarde en creer, cuando por fin lo hace, responde con una lealtad difícil de romper.

Porque la confianza en general y, sobre todo, la corporal no se imponen. Se construyen. Y cuando se construyen de verdad, ya no necesitas convencer a nadie.

Ni siquiera a ti.

*No te pide discursos: te pide pruebas.*
*Y hasta que las vea, seguirá en guardia.*

# Capítulo 20
# La autoexigencia como distorsión metabólica

Cómo el hecho de vivir en modo rendimiento constante altera el cortisol, el apetito, la inflamación y la percepción corporal, incluso si «todo va bien»

El cuerpo humano está diseñado para adaptarse. No para destacar de forma permanente, no para rendir sin pausa, no para optimizar agendas infinitas. Para adaptarse. Esa es su mayor virtud evolutiva y, paradójicamente, también su mayor riesgo cuando la adaptación ocurre en la dirección equivocada.

Existe un concepto poco explorado fuera del ámbito fisiológico que resulta clave para entender lo que ocurre cuando el rendimiento sostenido se convierte en norma: el umbral metabólico. No funciona como un archivo del pasado ni como una memoria que guarda lo vivido, sino como un regulador del presente. Es el rango de activación dentro del cual el cuerpo se mantiene operativo sin cuestionarse si ese estado es saludable o no. Cuando ese rango se desplaza, el organismo no recuerda cómo llegó ahí; simplemente actúa como si esa intensidad fuera necesaria para funcionar.

Cuando un estado de activación se vuelve continuo, el cuerpo deja de interpretarlo como una señal excepcional y empieza a operar desde ahí, sin hacer preguntas. La intensidad deja de ser respuesta y se convierte en contexto. No hay alarma clara, pero tampoco reposo verdadero. El organismo no siente que esté forzándose; siente que está cumpliendo con lo que se espera de él.

Esto es evidente en muchos procesos metabólicos. El cuerpo no entiende de estética ni de intención consciente: entiende de estabilidad operativa. Si algo se sostiene el tiempo suficiente, se normaliza. Y, una vez normalizado, se convierte en el punto desde el que todo lo demás se evalúa.

Lo que se nombra mucho menos —y casi nunca se reconoce como tal— es que este mismo mecanismo se aplica a la autoexigencia.

La autoexigencia sostenida no es solo un rasgo de personalidad ni una consecuencia directa del entorno: es un estado corporal aprendido en el presente. Un modo de funcionamiento que, cuando se prolonga, desplaza el umbral interno de lo que el organismo considera activación aceptable. El problema no está en exigirte en momentos puntuales. El problema aparece cuando el cuerpo empieza a funcionar como si la exigencia constante fuera el punto de equilibrio.

A nivel fisiológico, esto implica una reorganización profunda. El eje del estrés deja de comportarse de forma pulsátil y se aplana. El cortisol ya no sube y baja con claridad; se mantiene en un rango funcionalmente activo pero desregulado, un cortisol plano, persistente, que no permite ni una activación limpia ni una recuperación real. El cuerpo funciona, sí, pero no oscila. Y un sistema que no oscila pierde flexibilidad.

En paralelo, la inflamación de bajo grado se instala como fondo de pantalla. No hay brotes llamativos ni síntomas que obliguen a parar, pero existe una activación persistente del sistema inmune que altera la señalización interna. Las citoquinas circulan a niveles suficientes para modificar la percepción, la energía y la conducta, pero no lo bastante altos como para activar alarmas clínicas. Es una inflamación silenciosa, compatible con la vida funcional y profundamente corrosiva a largo plazo.

En este contexto aparece una de las consecuencias más insidiosas de la autoexigencia crónica: la distorsión de la percepción corporal.

Una persona hiperfuncionante no es alguien que «puede con todo», sino alguien cuyo sistema ha aprendido a ignorar señales.

105

La fatiga deja de registrarse como advertencia y se interpreta como ruido. El hambre real se confunde o desaparece, sustituida por impulsos desorganizados o por una alimentación mecánica. La necesidad de descanso no se percibe como legítima, sino como una amenaza. Y cualquier pausa —incluso cuando es necesaria— se vive como pérdida, como fallo, como interrupción peligrosa.

Aquí ocurre algo clave: la pausa no se siente neutral, sino amenazante. Genera incomodidad, culpa casi física y una urgencia inmediata por volver a ocuparse de algo. No porque la persona sea especialmente fuerte o resiliente, sino porque su sistema nervioso ha sido entrenado para asociar quietud con riesgo. Igual que en ciertos procesos adictivos, el cuerpo busca de forma automática el estímulo que restablezca el estado conocido: actividad, productividad, pensamiento e información. Algo en lo que estar.

Este patrón no es señal de fortaleza: es señal de fragilidad adaptativa.

El organismo ha aprendido a sobrevivir obviando necesidades básicas. Ha desplazado su umbral de seguridad. Los sensores diseñados para proteger —hambre, cansancio, somnolencia, saciedad y placer— no desaparecen, pero pierden precisión. El cuerpo sigue funcionando, pero lo hace sin *feedback* honesto. Y un organismo que funciona sin señales fiables no es eficiente; es vulnerable.

La homeostasis, ese equilibrio dinámico que permite alternar esfuerzo y recuperación, es sustituida por rendimiento sostenido. El cuerpo ya no busca equilibrio, busca continuidad, mantenerse operativo. Durante un tiempo, esto funciona tan bien que incluso despierta admiración externa. «No entiendo cómo te da tiempo a todo». «No paras». «Ojalá tuviera tu energía».

A veces sonríes. A veces encoges los hombros. Hay incluso una satisfacción sutil en esa mirada ajena. No siempre estás dispuesto a pagar el precio, pero lo pagas igual, porque ya no sabes hacerlo de otra manera.

El coste aparece en capas. Primero, la pérdida de variabilidad de la frecuencia cardíaca. El sistema nervioso pierde su capacidad de alternar con fluidez entre simpático y parasimpático. El cuerpo queda atrapado en un tono medio-alto constante, incapaz de apagarse del todo. Después llega la rigidez metabólica: dificultad para adaptarse a cambios de horario, descanso, alimentación o entorno. Cualquier alteración se vive como desorganización interna.

Y hay un punto crítico en el que la autoexigencia pierde incluso su sentido instrumental. Ya no se trata de lograr algo concreto, pues el objetivo se aplana. Se entra en modo funcionamiento. Y en ese aplanamiento ocurre lo más peligroso: la pérdida de significado.

Los logros dejan de generar placer. Cada meta alcanzada se convierte en un ítem tachado de una lista que nunca se acaba. No hay espacio para integrar, disfrutar o habitar lo conseguido. La mente ya está en el siguiente paso. Siempre. No hay satisfacción, solo continuidad. Una cadena interminable de actividades que, en el fondo, funcionan como sustitutos emocionales.

No es que no sientas nada: es que lo sientes todo amortiguado.

Y entonces aparece una pregunta incómoda, de esas que no admiten respuestas rápidas: ¿quién eres tú cuando no estás siendo productivo?

Muchas personas no saben responderla porque nunca han tenido que hacerlo. La identidad quedó fusionada con el rendimiento, con la capacidad de sostener, resolver y producir. Cuando esa identidad se suspende —por vacaciones, baja laboral o descanso forzado—, el sistema no encuentra calma: encuentra malestar.

«No me sientan bien las vacaciones».

«Me pongo mala cuando paro».

«No descanso ni aunque esté en la cama».

Y no es casualidad. Un cuerpo acostumbrado a elevados niveles de activación necesita esa activación para sentirse estable. Cuando el sistema simpático disminuye, emergen síntomas. No porque el descanso resulte dañino, sino porque el organismo ha aprendido a funcionar con un umbral alterado. Al bajar las hormonas que sostenían la hiperfuncionalidad, el cuerpo queda expuesto a todo lo que se venía amortiguando: cansancio profundo, emociones no procesadas, inflamación latente, desconexión…

En muchos casos, el sueño deja de cumplir su función restauradora. Las horas pasan, pero no reparan. El cuerpo descansa en apariencia, pero el sistema no se apaga. La mente sigue activa incluso cuando el cuerpo está exhausto. Surge la paradoja de estar en la cama, con los ojos cerrados, escuchando un documental que sigue enseñando cosas, no por curiosidad, sino por incapacidad de silencio.

A veces se recurre a medicación para inducir algo parecido al descanso. Y, aun así, el descanso no es completo. Porque no se trata solo de dormir: se trata de permitirse bajar el umbral.

Lo más perverso de este proceso es que, sin que te des cuenta, la autoexigencia se vacía de sentido. Deja de perseguir un propósito claro y se convierte en inercia. Y, mientras tanto, lo que queda relegado no es solo el cuerpo, sino la experiencia subjetiva de estar vivo. El placer desaparece, no porque no hagas cosas valiosas, sino porque no hay espacio interno para registrarlas.

El cuerpo sigue funcionando. A veces incluso mejor que antes. Pero a costa de perder sensores fundamentales. Y un organismo sin sensores no es eficiente; es vulnerable.

Revisar la autoexigencia desde este lugar no implica romantizar el descanso ni demonizar el rendimiento. Implica comprender que adaptarse mal también es adaptación. Y que el cuerpo, fiel a su diseño, mantendrá ese estado mientras no perciba otra opción viable.

Restituir el umbral metabólico no consiste en convencer al cuerpo de nada, sino en devolverle la capacidad de sentir. Sentir hambre real, fatiga legítima, placer sin culpa y pausa sin amenaza. No como recompensa, sino como función biológica básica.

Porque el cuerpo no está diseñado para sostenerte indefinidamente en modo rendimiento; está diseñado para protegerte. Y, cuando pierde esa capacidad, lo que queda no es fortaleza: es supervivencia.

Y ninguna vida merece vivirse solo así.

*Aprendiste a rendir sin pausa y olvidaste quién queda cuando el cuerpo deja de producir.*

108

## Capítulo 21
# El cansancio moral y sus efectos en tu biología

Qué ocurre cuando sostienes vidas, trabajos o dinámicas que contradicen tu ética interna: inflamación, agotamiento profundo y desconexión emocional

Hay un tipo de cansancio que cuesta nombrar porque no encaja en ningún registro habitual. No es el cansancio físico que mejora al dormir, ni el mental que se alivia al desconectar, ni siquiera el emocional que aparece tras un duelo o una etapa especialmente intensa. Es un cansancio más hondo, más silencioso, más difícil de explicar incluso a uno mismo. Un cansancio que no nace de hacer demasiado, sino de sostener durante demasiado tiempo algo que contradice tu ética interna.

Este cansancio suele pasar desapercibido porque no deja huellas visibles inmediatas. No siempre incapacita, no siempre frena, no siempre obliga a detenerse. De hecho, muchas veces convive con una vida aparentemente funcional. Sigues trabajando, sigues cuidando, sigues cumpliendo. Desde fuera, nada parece roto. Desde dentro, algo se va erosionando lentamente, como una estructura que aguanta más de lo que fue diseñada para soportar.

El cansancio moral no aparece porque no puedas más. Aparece porque ya no puedes justificar lo que estás sosteniendo.

Para quienes conviven intensamente con otros —en relaciones afectivas, familiares, laborales o sociales—, este tipo de desgaste resulta especialmente difícil de reconocer. Hay cariño, hay compromiso, hay sentido del deber. No hay desamor ni desinterés. Y, sin embargo, el cuerpo empieza a dar señales de retirada. No porque haya dejado de importar, sino porque importar duele cuando contradice de forma sostenida la brújula interna.

Aquí aparece un concepto clave para entender este proceso: la disonancia ética mantenida. No se trata de un conflicto puntual ni de una decisión difícil tomada en un momento concreto. Se trata de vivir, día tras día, ejecutando decisiones que no compartes del todo, priorizando sistemas que no respetas, normalizando prácticas que te incomodan o te hieren y reafirmándolas no por convicción, sino por compromiso. No porque creas en ellas, sino porque «no puedes no hacerlo».

El cuerpo no está diseñado para resolver de forma indefinida este tipo de contradicción.

Desde el punto de vista biológico, la disonancia ética se traduce como una forma de amenaza interna persistente. No es una amenaza externa clara; no hay un enemigo identificable, ni una huida posible. Es una tensión que no encuentra descarga porque no puede expresarse sin consecuencias. Y lo que no puede expresarse, el cuerpo lo sostiene.

Cada vez que callas algo que va contra tu criterio profundo, cada vez que ejecutas una decisión que no eliges pero validas, cada vez que normalizas lo que te duele para poder seguir funcionando, el sistema nervioso registra incoherencia. No como concepto moral, sino como señal de peligro. El organismo no distingue entre un conflicto físico y uno ético cuando ambos se sostienen en el tiempo sin resolución.

El resultado es una activación constante de los circuitos de amenaza sin posibilidad de cierre. No hay lucha, no hay huida, no hay descarga. Solo mantenimiento.

Este tipo de activación tiene un coste energético alto. Muy alto.

El cuerpo entra en un estado de consumo sostenido de recursos, no para actuar, sino para inhibir. Inhibir respuestas emocionales, inhibir impulsos de confrontación, inhibir señales internas que

110

podrían poner en riesgo la continuidad del sistema. Y sostener la inhibición es, paradójicamente, más costoso que la acción.

A nivel neurobiológico, esta situación se acompaña de una activación persistente de la microglía, las células inmunes del sistema nervioso central encargadas de vigilar y responder ante amenazas. Cuando la amenaza es difusa pero constante —como ocurre en la disonancia ética—, la microglía no se apaga, sino que entra en un estado de alerta prolongado que no llega a ser inflamación aguda, pero sí suficiente para alterar la comunicación neuronal, la regulación emocional y la percepción de seguridad.

Esto no genera un colapso inmediato: genera agotamiento progresivo.

A este nivel se suma otro proceso menos visible, pero decisivo: el agotamiento mitocondrial funcional. Las mitocondrias, responsables de la producción de energía celular no fallan de forma brusca. Se adaptan. Reducen eficiencia. Priorizan supervivencia frente a rendimiento. Cuando el organismo interpreta que está expuesto a una amenaza constante que no puede resolver, conserva energía para lo imprescindible y recorta todo lo que no considera vital. El resultado no es cansancio tras el esfuerzo, sino una fatiga profunda que no mejora con descanso.

Por eso el cansancio moral no se alivia durmiendo más. No se resuelve con vacaciones. No desaparece al «parar». En muchos casos, ocurre lo contrario: se hace más evidente cuando baja la exigencia externa, porque el cuerpo ya no necesita sostener la coherencia artificial y deja aflorar lo que venía conteniendo.

En este punto aparece uno de los mecanismos más incomprendidos de este proceso: el aplanamiento afectivo.

El cuerpo aprende que sentir tiene un coste. Que empatizar agota. Que indignarse no cambia nada. Que implicarse emocionalmente aumenta el conflicto interno. Así que reduce respuesta. No porque no existan emociones, sino porque regularlas consume una energía de la que el sistema ya carece.

Se quiere menos, no porque el vínculo haya perdido valor, sino porque el cuerpo ha levantado una barrera para evitar seguir sangrando por dentro. Se responde menos, se siente menos, se reacciona menos por pura economía energética.

Este mecanismo tiene sentido biológico, pero consecuencias relacionales profundas. La persona empieza a sentirse distante incluso de aquello que le importa. No reconoce su propia respuesta emocional. Se observa más apagada, más cínica, más indiferente. Y suele culparse por ello, sin entender que esa indiferencia no es una elección consciente, sino una adaptación defensiva.

El cansancio moral no aparece en personas desentendidas. Aparece, sobre todo, en personas que sostienen.

Que sostienen vidas.

Que sostienen cuidados.

Que sostienen responsabilidades.

Que sostienen decisiones que no eligieron del todo.

Y que lo hacen de forma constante, incluso cuando el coste interno es alto.

Son personas que no pueden simplemente retirarse, no porque no quieran, sino porque sienten que hacerlo tendría consecuencias inasumibles para otros. Personas que cargan con decisiones que no compartieron plenamente, pero que ejecutan porque alguien tiene que hacerlo. Y, cuando esa carga se prolonga sin espacios de coherencia, el cuerpo empieza a pagar el precio.

Existe una similitud inquietante entre este proceso y ciertos fenómenos descritos en contextos extremos. En estudios realizados en los años setenta se observó que interrogatorios prolongados, incluso sin violencia física, podían llevar a personas inocentes a asumir crímenes que no habían cometido. No por convicción ni por manipulación directa, sino por agotamiento. El sistema necesitaba que la situación terminara. Cualquier salida era mejor que seguir sosteniendo la tensión.

El cansancio moral funciona de forma parecida, aunque de manera mucho más silenciosa y socialmente aceptada. El cuerpo busca reducir la disonancia como sea. A veces lo hace apagándose. A veces, cediendo internamente. A veces, desconectándose de aquello que ya no puede sostener sin romperse.

112

Este tipo de desgaste no necesariamente genera tristeza, sino vacío. Un vacío que no siempre se reconoce como tal porque la vida sigue llena de actividad. Pero es un vacío de sentido, de alineación, de coherencia interna.

Aquí aparece una de las confusiones más frecuentes: creer que este cansancio tiene que ver con debilidad o la falta de resiliencia. Nada más lejos. El cansancio moral es, en muchos casos, el resultado de una ética intacta sostenida en un contexto que la contradice. No es que la persona no pueda más; es que no puede seguir traicionándose sin consecuencias biológicas.

No existe un mecanismo automático que detenga este proceso. El cuerpo puede sostener mucho tiempo antes de colapsar, precisamente porque está diseñado para adaptarse. Pero toda adaptación tiene un límite. Y, cuando se supera, el colapso no siempre es espectacular. A veces adopta la forma de una retirada lenta, una desconexión progresiva, una pérdida de vitalidad que se normaliza hasta que un día ya no sabes en qué momento dejaste de sentirte tú.

La pregunta que aparece entonces no es «¿por qué estoy cansada?», sino algo mucho más difícil de responder: «¿qué estoy sosteniendo que ya no puedo justificar internamente?».

No siempre hay una respuesta clara. A veces son sistemas. A veces, dinámicas familiares. A veces, estructuras laborales. A veces, roles asumidos sin darse cuenta y mantenidos por inercia. El cuerpo lo sabe antes que la mente, pero no siempre tiene permiso para expresarlo.

Revertir el cansancio moral no consiste en descansar más ni en «tomarse las cosas con filosofía». Consiste en reducir la disonancia. En devolver coherencia, aunque sea de forma parcial. En permitir que la ética interna vuelva a tener espacio en las decisiones, aunque no todas puedan cambiarse de golpe.

A nivel biológico, el cuerpo necesita señales de alineación. Pequeñas, pero reales. Necesita sentir que no todo lo que sostiene va en contra de sí mismo. Que existe al menos un espacio donde no tiene que defenderse de su propia vida. Solo entonces la activación microglial puede disminuir, la energía mitocondrial puede

113

redistribuirse y la respuesta emocional puede empezar a reaparecer sin tanto coste.

El cansancio moral no se resuelve huyendo: se resuelve dejando de traicionarse en silencio.

Y eso no siempre es cómodo, ni rápido, ni indoloro. Pero es profundamente reparador.

Porque, cuando el cuerpo deja de vivir en contradicción constante, no necesita apagarse para protegerse. Puede volver a sentir sin miedo. Y sentir, aunque duela a veces, siempre consume menos energía que sobrevivir anestesiado.

*Hay cansancios que no se curan durmiendo,*
*porque nacen de vivir en contra de tu brújula.*

## Capítulo 22

# Cuando mejorar asusta: el cuerpo que sabotea su propia calma

Por qué sentirte bien activa alarmas antiguas, reaviva viejos patrones de defensa y te hace caer en ciclos de autosabotaje

Existe una paradoja que desconcierta a muchas personas cuando empiezan a mejorar de verdad. No cuando aparentan estar mejor, ni cuando sobreviven un poco más organizadas, sino cuando algo genuinamente se afloja. Cuando el conflicto baja, cuando el entorno se estabiliza, cuando el descanso aparece como posibilidad real. Justo ahí, donde debería llegar la calma, el cuerpo se inquieta. No se relaja, no agradece, no celebra. Se activa.

No es una reacción lógica, pero sí profundamente biológica.

Hay cuerpos que no saben habitar la tranquilidad porque nunca la aprendieron como estado seguro. No porque no la deseen, sino porque no la reconocen. Para ellos, la calma no es refugio; es territorio desconocido. Y lo desconocido, para un sistema nervioso entrenado en la supervivencia, siempre es sospechoso.

Este capítulo no va de estrés, ni de exigencia, ni de valores traicionados. Va de algo más sutil y, por eso mismo, más desorientador: el organismo que entra en alarma cuando desaparece la amenaza.

115

Durante mucho tiempo, la tensión ha sido el organizador principal de la vida. No necesariamente una tensión consciente o dramática, sino una activación constante que da dirección, ritmo y sentido. La urgencia estructura. El problema pendiente orienta. El conflicto marca prioridades. Incluso el malestar, cuando es conocido, resulta previsible. El cuerpo sabe moverse ahí. Ha aprendido a funcionar en ese terreno.

Cuando esa tensión empieza a desaparecer —porque cambias de contexto, porque cierras una etapa, porque te alejas de una dinámica dañina o porque, sencillamente, la vida afloja—, el sistema nervioso pierde sus referencias. Ya no hay un enemigo claro, ya no hay una amenaza que justifique la activación, ya no existe una urgencia que ordene el día. Y, paradójicamente, eso no genera alivio inmediato: genera desorientación.

El cuerpo se queda sin mapa. No formula preguntas con palabras, sino con síntomas.

Aparecen una inquietud sin motivo aparente, una incomodidad difusa, una dificultad para relajarse, pensamientos intrusivos e impulsos contradictorios. No porque algo vaya mal, sino porque algo va demasiado bien para un sistema que solo aprendió a orientarse en la adversidad.

Desde el punto de vista fisiológico, la calma es un estímulo nuevo. Y el organismo no distingue entre lo nuevo bueno y lo nuevo peligroso. Distingue entre lo conocido y lo desconocido. La ausencia de amenaza no se interpreta automáticamente como seguridad; primero se registra como falta de información. Y un sistema nervioso sin referencias claras tiende a activar defensas.

Aquí es donde muchos procesos de autosabotaje comienzan. No como castigo ni como error de carácter, sino como intento de restaurar la previsibilidad.

El cuerpo no quiere sufrir: quiere saber a qué atenerse.

Cuando la vida mejora, desaparecen las señales que durante años funcionaron como brújula interna. El conflicto constante, aunque agotador, ofrecía una estructura clara. La calma, en cambio, deja espacio. Y el espacio exige algo para lo que no todos los cuerpos están preparados: presencia.

Estar presente sin urgencia, sin objetivo inmediato, sin una amenaza que neutralizar, confronta al sistema con sensaciones que habían quedado relegadas. Silencio interno. Tiempo sin llenar. Emociones no amortiguadas. Una percepción más nítida del propio estado. Para algunos organismos, esto resulta abrumador. No porque haya algo malo ahí, sino porque nunca hubo oportunidad de aprender a estar sin defenderse.

El sistema nervioso no aprende por deseo, sino por repetición. No importa cuánto quieras estar bien si tu cuerpo no ha registrado suficientes experiencias de seguridad sostenida. La mejora rápida, la calma repentina o el descanso abrupto pueden vivirse como una caída de referencias, casi como un vacío. Y, ante el vacío, el organismo hace lo que sabe hacer: activa.

Esta activación no siempre se manifiesta como ansiedad evidente. A veces adopta formas más sutiles: irritabilidad sin causa clara, insomnio, hiperalerta mental, impulsos de volver a dinámicas antiguas, decisiones que rompen el equilibrio recién alcanzado. Desde fuera, puede parecer incoherente. Desde dentro, es un intento desesperado de volver a un terreno conocido, aunque ese terreno haya sido doloroso.

En este contexto, el autosabotaje no es una falta de autoestima ni un miedo abstracto al éxito, sino un movimiento de orientación. El cuerpo busca recuperar una señal clara. Y, si la calma no la proporciona, el conflicto sí.

Por eso algunas personas enferman justo cuando paran. O recaen cuando todo parecía ir mejor. O se sienten peor en vacaciones que en plena vorágine laboral. No porque el descanso sea dañino, sino porque el organismo no sabe cómo habitarlo sin perder el eje.

Existe la creencia extendida de que mejorar es siempre un proceso lineal. Que, una vez que algo se resuelve, el cuerpo acompaña sin resistencia. La realidad es más compleja. Mejorar implica transitar por un territorio desconocido, y todo territorio desconocido activa sistemas de vigilancia.

117

El cuerpo no distingue entre peligro real y pérdida de referencias. Ambos se traducen como alerta.

Aquí aparece otro fenómeno poco nombrado: la tendencia a recrear tensión cuando esta desaparece. Buscar discusiones, volver a relaciones disfuncionales, sobrecargarse de tareas innecesarias, llenar cada espacio con estímulo, ruido o actividad. No por gusto, sino porque la tensión da identidad. Marca un lugar. Permite saber quién eres en función de lo que enfrentas.

Y, cuando eso falta, emerge una pregunta implícita que el cuerpo no sabe responder: ¿quién soy sin lucha?

Esa pregunta no siempre llega a la conciencia. A menudo se expresa como una sensación vaga de que «algo no encaja», como una inquietud sin nombre, como una urgencia por volver a moverse. El organismo prefiere un mal conocido a un bien que no sabe interpretar.

Desde la neurobiología, este proceso puede entenderse como la persistencia de circuitos defensivos que no han aprendido a apagarse. No porque estén dañados, sino porque no recibieron suficientes señales de seguridad prolongada. El sistema nervioso no se reconfigura con una decisión ni con un evento puntual. Necesita tiempo, repetición y coherencia.

Cuando la calma aparece sin que la hayamos entrenado, el cuerpo la vive como una anomalía. Y las anomalías, en biología, activan respuestas correctivas. No para castigarte, sino para devolverte a un estado que el sistema reconoce como viable.

Este es el motivo por el que muchas personas sienten que «cuando todo va bien, algo lo estropea». No porque busquen el fracaso, sino porque su organismo aún no ha aprendido que el bienestar puede sostenerse sin peligro.

Hay que decirlo con claridad: no todo avance es integrable de golpe. El cuerpo necesita aprender a sentirse seguro en estados que nunca antes fueron seguros. Y ese aprendizaje no es intelectual: es corporal. Ocurre a través de experiencias repetidas de calma sin consecuencias negativas.

118

Aquí es donde fracasan muchas narrativas de mejora rápida. Cambios bruscos, descansos forzados, giros vitales sin transición. Aunque bienintencionados, pueden activar defensas profundas porque el organismo no tiene tiempo de reorganizarse. Se le pide que confíe sin pruebas suficientes.

El resultado no es calma, sino alarma.

Y la alarma busca salida.

A veces la salida es el síntoma.

A veces es la recaída.

A veces es la vuelta a patrones antiguos.

No porque esos patrones fueran buenos, sino porque eran predecibles.

La previsibilidad es un valor biológico enorme. A veces más importante que el confort. Un entorno predecible permite anticipar, prepararse, regular recursos. La calma desconocida no ofrece esa ventaja. Es un espacio abierto, sin mapas ni señales claras. Para un cuerpo entrenado en la supervivencia, eso no es descanso; es exposición.

Por eso, mejorar asusta. No porque el bienestar resulte amenazante en sí mismo, sino porque obliga a desmontar sistemas defensivos que durante años mantuvieron la vida en pie. Y desmontar defensas sin construir antes nuevas referencias genera vulnerabilidad.

Este proceso explica por qué muchas personas no saben qué hacer cuando dejan de estar mal. El malestar, con todo su coste, ofrecía una narrativa. El bienestar exige una nueva, y no siempre estamos preparados para escribirla.

La clave no está en forzarse a estar bien ni en huir de la calma cuando incomoda. Está en dosificar la seguridad. En permitir que el cuerpo la conozca poco a poco. En crear experiencias de tranquilidad que no sean abruptas, que no exijan rendimiento ni vengan acompañadas de expectativas desmedidas.

Aprender a estar bien es un aprendizaje activo, no pasivo. Requiere tiempo, repetición y, sobre todo, paciencia con las respuestas defensivas que aparecen. No para obedecerlas, sino para entenderlas como lo que son: intentos de protección desactualizados.

El cuerpo no se sabotea porque quiera hacerte daño: se sabotea porque aún no sabe vivir sin peligro. Y, mientras no aprenda, seguirá buscando aquello que le resulta familiar, aunque duela.

Integrar la calma no es apagar el sistema nervioso, sino enseñarle nuevas formas de orientarse. Nuevas referencias. Nuevos ritmos. Nuevas señales de seguridad que no dependan del conflicto ni de la urgencia.

Eso implica aceptar que mejorar puede ser incómodo. Que el bienestar no siempre llega como alivio inmediato. Que sentirse raro cuando todo va bien no es un fallo, sino una fase necesaria para que el organismo amplíe su repertorio y deje de confundir tranquilidad con amenaza.

El objetivo no es eliminar las defensas, sino actualizarlas. Permitir que el cuerpo aprenda que puede existir sin estar en guardia constante, que puede descansar sin desaparecer y que puede estar presente sin perderse.

Cuando eso ocurre, el autosabotaje deja de ser necesario. No porque desaparezca la tentación de volver a lo conocido, sino porque lo conocido empieza a incluir la calma.

Y entonces, por primera vez, mejorar deja de asustar.

*Hay cuerpos que confunden la calma con desorientación, porque nunca aprendieron a sentirse seguros sin tensión.*

# Bloque IV

# PROFUNDIZANDO EN TU BIOLOGÍA EMOCIONAL

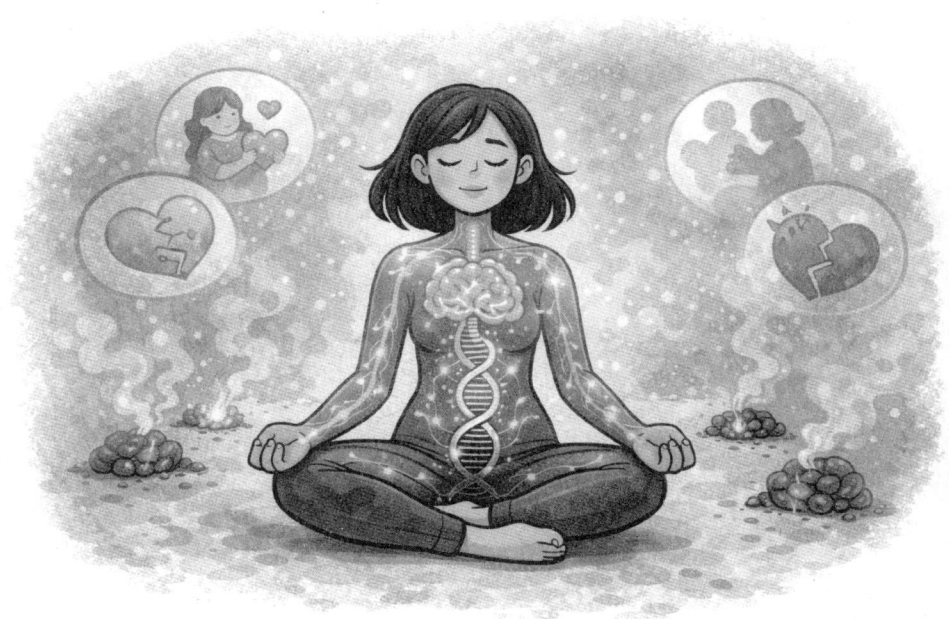

## Capítulo 23

# Genes, hormonas y memoria corporal

### Cómo tu biología archiva traumas, hábitos y adaptaciones en silencio

Tu cuerpo no es solo un vehículo que transporta tus intenciones: es un narrador constante, aunque hable en un idioma que rara vez te detienes a escuchar. Da cuenta de todo lo que has vivido, incluso de aquello que tu memoria consciente decidió archivar, suavizar o disfrazar. Pero, a diferencia de los relatos que te cuentas —que puedes reescribir, olvidar o embellecer—, el cuerpo deja constancia en un lenguaje más profundo y persistente. Lo hace en sus células, en sus moléculas, en sus ritmos y en sus ciclos.

Y, aunque esta idea pueda sonar determinista o injusta, no es un castigo, es una estrategia de supervivencia. El cuerpo no registra experiencias para reprocharte nada, sino para anticiparse. Si algo dolió, faltó o amenazó, lo inscribe. No para quedarse anclado al pasado, sino para reducir la probabilidad de volver a ser sorprendido.

Durante mucho tiempo, esta lógica se interpretó de forma simplista: genética como destino. Lo que heredaste era lo que te tocaba vivir. Hoy sabemos que esa visión resulta incompleta. La biología es mucho más sensible al entorno —y más maleable— de lo que se creyó durante décadas. Parte de esa comprensión ha venido de un campo que ha cambiado nuestra forma de mirar el cuerpo: la epigenética.

Imagina tu ADN como un libro lleno de instrucciones completas para fabricarte y sostenerte vivo. Cada célula contiene una copia casi idéntica de ese libro. Sin embargo, no todas leen los mismos capítulos, ni subrayan las mismas frases, ni ejecutan las mismas órdenes. Lo que marca la diferencia no es el texto base, sino cómo se utiliza.

Las «anotaciones al margen» —marcas químicas como la metilación del ADN o las modificaciones de histonas— indican qué genes se expresan, cuáles se silencian y cuáles permanecen en pausa. No cambian la historia escrita, pero sí determinan qué partes se leen con mayor intensidad y cuáles quedan relegadas.

Lo relevante es que estas anotaciones no se establecen tan solo al inicio de la vida, pues el entorno sigue modulando de forma constante el uso del libro. Lo que comes, el aire que respiras, el estrés que sostienes, el descanso que respetas o ignoras, el afecto que recibes —o que te falta—, todo ello va influyendo en qué genes se activan y cuáles se apagan. No de forma abrupta ni consciente, sino silenciosa y sostenida.

Algunos estudios muestran, por ejemplo, que las experiencias tempranas de trauma pueden asociarse a modificaciones epigenéticas en genes implicados en la respuesta al estrés. El resultado no es una patología concreta, sino un sistema más reactivo, más vigilante, más propenso a interpretar el entorno como amenaza. Es como si la biología hubiera priorizado la hipervigilancia como forma segura de habitar el mundo.

Y, desde un punto de vista adaptativo, tiene sentido.

Conviene subrayar algo importante: estas inscripciones no son sentencias definitivas, sino predisposiciones. No fijan un destino, sino una prioridad. Es como heredar un libro ya anotado, con pasajes subrayados, pero con espacio para nuevas notas. La epigenética no es un candado. Muchas de estas marcas pueden atenuarse, reorganizarse o modificarse con el tiempo, siempre que el entorno empiece a enviar de forma coherente y sostenida señales distintas.

El libro sigue siendo el mismo. Pero la forma de leerlo puede cambiar.

Si los genes constituyen el texto base, las hormonas actúan como mensajeros que informan al cuerpo del capítulo vital en el que se encuentra. No son simples reguladores reproductivos ni cifras aisladas en una analítica. Son sistemas de comunicación que integran información del entorno, del estado interno y de las demandas del momento.

En la pubertad, las hormonas remodelan el cuerpo para la supervivencia reproductiva. En la menopausia, el descenso de estrógenos modifica la distribución de grasa, la inflamación de base y la sensibilidad metabólica. En el síndrome de ovario poliquístico, los desequilibrios hormonales influyen en la resistencia a la insulina y en la acumulación de grasa central, sin que esto tenga relación con una falta de disciplina o de voluntad. En la andropausia, el descenso progresivo de testosterona se asocia a una pérdida de masa muscular, un aumento de grasa visceral y una sensación de metabolismo menos eficiente.

Lo importante no es memorizar cada proceso, sino entender la lógica común: las hormonas no son enemigas ni errores de diseño; son informantes. Le indican al organismo en qué contexto se encuentra y qué recursos necesita priorizar. No actúan por traición, sino por adaptación.

El problema aparece cuando el entorno empieza a enviar señales contradictorias. El estrés crónico, la privación de sueño, la alimentación pobre, el sedentarismo o la hiperestimulación constante distorsionan la lectura hormonal. El cuerpo recibe mensajes mezclados y responde como puede, priorizando aquello que considera más seguro desde el punto de vista biológico.

En ese punto, muchas personas sienten que su cuerpo «va por libre». No porque esté fallando, sino porque está intentando protegerse con la información que tiene disponible.

El reto no está en silenciar genes ni en bloquear hormonas, sino en aprender a interpretar su lenguaje. Entender qué están señalando y por qué. Dialogar con la biología, en lugar de imponerle cambios rápidos que no puede integrar.

Aunque no podamos borrar los años vividos ni eliminar por completo las inscripciones del pasado, sí podemos ofrecer al cuerpo condiciones distintas. No promesas grandilocuentes ni transformaciones bruscas, sino señales coherentes y sostenidas: alimentación que nutra, sueño que se respete, movimiento que no castigue, manejo honesto del estrés, vínculos que sostengan en lugar de drenar.

Eso es lo que permite la plasticidad biológica: reorganizar prioridades.

No es magia.

No es una promesa de veintiún días.

Es ciencia paciente.

El cuerpo no es un traidor ni un error de diseño: es un cronista. Registra en genes, hormonas y circuitos celulares aquello que aprendió que debía priorizar para sobrevivir. No se trata de arrancar páginas ni de negar la historia, sino de atreverte a escribir nuevas anotaciones al margen.

Porque, aunque su lenguaje sea silencioso, el cuerpo siempre está dispuesto a contar otra versión.

Solo necesita que el entorno le demuestre, una y otra vez, que ahora puede leer la historia desde un lugar más seguro.

*Los genes escriben, pero tú decides si lees la herida
o la oportunidad.*

# Capítulo 24
# Cerebros inflamados y sistemas vigilantes

## La neuroinflamación como fondo de pantalla de la vida moderna

Hay días en los que cuesta identificar qué es exactamente lo que falla. No sabes si estás cansado o simplemente desactivado, si dormiste poco o si dormiste demasiado, si te falta energía o si lo que se ha erosionado es el sentido. Abres los ojos con la sensación de que la mente sigue funcionando en modo carga lenta, como si la memoria interna estuviera saturada, aunque no recuerdas haber vivido nada extraordinario que justifique ese desgaste.

No hay fiebre ni infección evidente. No hay una causa visible a la que señalar. Solo una sensación persistente de agotamiento que no termina de encajar en ninguna categoría cómoda.

Hablar de inflamación cerebral no resulta atractivo. Suena exagerado, casi teatral, como si se buscara una coartada médica para justificar la falta de rendimiento. Y, sin embargo, esa es una de las explicaciones más coherentes para entender lo que ocurre cuando el cerebro se ve sometido a una activación sostenida sin espacios reales de recuperación.

El sistema nervioso central también responde inflamándose. No de forma explosiva ni dramática, sino mediante un proceso silencioso y progresivo que altera la forma en que la información se procesa y se integra. En el centro de este mecanismo se encuentra la microglía, el sistema de vigilancia inmunitaria del cerebro, cuya función es proteger el tejido neuronal, detectar alteraciones y coordinar respuestas defensivas cuando algo amenaza el equilibrio interno.

En condiciones normales, esta vigilancia resulta precisa y transitoria. Se activa, actúa y se apaga. El problema surge cuando el entorno no ofrece tregua y la activación deja de ser puntual para convertirse en constante. La microglía permanece alerta, no porque exista un peligro concreto, sino porque el contexto completo empieza a percibirse como demandante. Como un guardia que no ha podido descansar y acaba reaccionando ante cualquier estímulo.

A partir de ahí, la inflamación deja de cumplir una función adaptativa clara y pasa a convertirse en ruido de fondo. La comunicación entre neuronas pierde fineza, la plasticidad se reduce y los sistemas encargados de modular el estado emocional funcionan con menos precisión. El resultado suele expresarse como una combinación de irritabilidad, dificultad para concentrarse, menor tolerancia al estrés y una sensación persistente de estar operando por debajo de las propias capacidades.

Este proceso se ve reforzado por cambios sutiles en la barrera hematoencefálica, la estructura que separa el cerebro del resto del organismo. El estrés prolongado aumenta su permeabilidad, lo que a su vez permite el paso de moléculas inflamatorias que normalmente no deberían acceder al sistema nervioso central. El efecto no es inmediato ni espectacular, pero sí acumulativo, y contribuye a mantener al cerebro en un estado de alerta constante.

Todo esto ocurre mientras la vida continúa. Sigues trabajando, cumpliendo, respondiendo. Nadie se ausenta del mundo por una neuroinflamación de bajo grado. Cuando el cuerpo flaquea, se lo llama «cansancio». Cuando la mente pierde claridad, se habla de «bajón». Cuando la atención se fragmenta, se atribuye a una falta de organización o de disciplina. Se toman cafés, se respira hondo y se continúa.

El sistema simpático sostiene esta dinámica manteniendo al organismo en alerta permanente. Responde bien a corto plazo, pero carece de un mecanismo eficaz para detenerse cuando la activación se vuelve crónica. Con el tiempo, aparece un estado cada vez más frecuente y difícil de describir: la niebla mental.

No se trata de desconexión, sino de saturación. La mente sigue recibiendo estímulos cuando ya no dispone de margen para procesarlos con claridad. Vivir en niebla se parece a conducir con visibilidad reducida: avanzas, pero cada movimiento exige más esfuerzo. La atención se vuelve rígida; la anticipación, constante; el gasto energético, desproporcionado en relación con lo que realmente ocurre.

En este contexto, resulta tentador pensar que todo se reduce al estrés, una inflamación o una patología individual. Pero quizá la clave esté en otro lugar. Tal vez el problema no sea el cuerpo, sino el ecosistema en el que se le exige funcionar. No tanto una enfermedad como una desincronización profunda.

El estilo de vida contemporáneo ha evolucionado a una velocidad muy superior a la capacidad adaptativa del sistema nervioso humano. Las pantallas constantes, las interrupciones continuas, las demandas simultáneas, el ruido informativo y la ausencia de pausas reales configuran un entorno para el que nuestra biología no fue diseñada. El cerebro humano evolucionó para gestionar estímulos limitados y ritmos claros, no para habitar flujos infinitos de información y urgencia.

Aun así, se adapta. Y lo hace priorizando la vigilancia. Manteniéndose activo. Sacrificando la recuperación en favor de la respuesta inmediata. Desde fuera, esta adaptación puede confundirse con eficiencia. Desde dentro, se vive como desgaste progresivo.

El resultado es una población de adultos funcionales pero exhaustos. Personas que rinden, que sostienen responsabilidades, que piensan con claridad suficiente para seguir adelante, pero que lo hacen sobre un fondo inflamatorio persistente que rara vez se reconoce como tal. El sistema encargado de descansar, digerir y reparar queda relegado a momentos marginales. El cuerpo se acostumbra a acelerar.

Dormir pierde profundidad.

Comer pierde capacidad de saciar.

Respirar deja de relajar.

A esta experiencia se le ponen muchos nombres: «ansiedad», «cansancio», «falta de tiempo»... Pero todos describen una misma

129

realidad fisiológica: un sistema nervioso que lleva demasiado tiempo sin apagar la alarma.

Con el paso del tiempo, esta situación se normaliza. La ausencia de síntomas agudos hace pensar que se exagera, que debería poderse con ello, que hay motivos para estar agradecido. Sin embargo, el cuerpo no se rige por comparaciones sociales ni por juicios morales. Solo registra duración e intensidad. Y, cuando la activación se prolonga demasiado, el coste empieza a hacerse evidente.

El problema no es un fallo personal: es un organismo que permanece encendido. No de forma explosiva, sino constante. Una inflamación que no obliga a parar de inmediato, pero que consume recursos de manera silenciosa. Concentración, placer, deseo y descanso se erosionan poco a poco, sin una causa clara a la que atribuirlos.

Cuando el sistema de vigilancia se mantiene hiperactivo, la capacidad de hacer una pausa se reduce y la mente pierde acceso al presente. La vida empieza a percibirse más como una secuencia de tareas por superar que como una experiencia que se habita. La sensación de avance se mezcla con una pregunta difícil de formular: ¿hacia dónde?

Sobrevivir en este estado resulta posible. Mucha gente lo hace durante años. Pero hacerlo de forma sostenida tiene un coste acumulativo que no siempre se reconoce a tiempo. Desde fuera, puede parecer que todo sigue su curso. Por dentro, la experiencia se estrecha cada vez más, como si el único objetivo fuera no chocar.

Lo que el cerebro necesita en este punto no es más optimización ni más fuerza de voluntad: necesita tregua. Tregua biológica, emocional y sensorial. No como premio ni como lujo, sino como condición básica para recuperar la capacidad de regulación.

Porque vivir con el sistema constantemente activado no es vivir mejor: es vivir en estado de alerta. Y, aunque ese estado permita seguir avanzando durante un tiempo, no es un lugar donde permanecer indefinidamente sin pagar un precio.

*El agotamiento no siempre es psicológico: a veces*
*es biología ardiendo en segundo plano.*

130

## Capítulo 25
# Resolver: el arte biológico de cerrar heridas

Por qué no basta con apagar la inflamación, sino que hay que aprender a terminarla.

Algunas heridas no duelen por lo que provocaron, sino porque nunca cerraron del todo. Se parecen a incendios subterráneos que ya no muestran llamas, pero siguen consumiendo recursos bajo la superficie. El cuerpo funciona de un modo muy parecido. No necesita un gran trauma para activarse; basta con una amenaza leve cuando se sostiene en el tiempo.

La inflamación forma parte de ese mecanismo. No es un error ni una disfunción, sino una respuesta brillante. Rápida, eficaz y profundamente leal. Cuando algo se rompe, cuando una bacteria invade o una célula se daña, la inflamación es lo primero en llegar. Delimita el problema, convoca recursos, protege el tejido. Actúa como un equipo de emergencia que sabe exactamente qué hacer cuando hay riesgo real.

El problema nunca estuvo en su aparición. El problema aparece cuando no sabe retirarse.

La inflamación no es, por sí misma, una señal de enfermedad. Es una estrategia. Una llamada de auxilio que tiene un principio, un desarrollo y un final. O que, al menos, debería tenerlo. El cuerpo dispone de un manual completo para apagar de forma ordenada ese proceso. Resolver no significa eliminar la inflamación a la fuerza; significa permitir que complete su ciclo. Activarse, actuar y retirarse. Sin ese último paso, la respuesta se cronifica y pierde sentido.

Y ese cierre es justo lo que hoy falla con más frecuencia.

Resolver no es apagar. Resolver implica activar otro tipo de respuesta, más silenciosa y menos conocida: un proceso biológico de limpieza, reorganización y reconstrucción. El organismo cuenta con mediadores específicos para ello —resolvinas, maresinas, lipoxinas...—, moléculas endógenas que no solo reducen la inflamación, sino que indican a las células que el peligro ha pasado, que el escudo puede bajarse y que es momento de reparar.

Estas sustancias no funcionan como frenos bruscos, sino como señales de transición. No ordenan detenerse de golpe; indican que la fase defensiva ya no es necesaria. Son las que permiten que el sistema inmune cambie de modo que el tejido sane sin quedar atrapado en vigilancia perpetua.

Parte de la farmacología moderna ha intentado imitar este proceso. Antiinflamatorios clásicos, inhibidores selectivos, moduladores de vías concretas... Son herramientas útiles en determinados contextos, pero que no sustituyen la capacidad natural del cuerpo para resolver. De hecho, cuando se utilizan sin modificar el entorno que mantiene la inflamación activa, solo desplazan el problema.

La mayoría de las personas no necesita más cápsulas, sino condiciones.

La resolución exige un contexto que la haga posible. Dormir de forma suficiente y reparadora. Comer de manera que el cuerpo pueda utilizar lo que recibe. Dejar de sostener dietas que prometen desinflamar mientras añaden una capa más de estrés. Reducir el ruido constante que mantiene al sistema en alerta. La resolución no se fuerza; se habilita.

Muchas de esas condiciones son sorprendentemente básicas. Los ácidos grasos omega-3 que forman parte de las resolvinas no proceden de fórmulas milagro, sino de alimentos cotidianos: sardinas, caballa, nueces, semillas de lino... Los polifenoles que modulan rutas inflamatorias no están confinados a productos de lujo, sino en la piel de una fruta, en una infusión sencilla, en preparaciones tradicionales que nunca se consideraron terapéuticas, aunque lo eran.

Somos lo que comemos, sí, pero de forma más precisa somos lo que el cuerpo logra procesar. No importa tanto lo que entra como lo que puede integrarse. Cuando el organismo vive en un estado de alerta sostenida, inflamación o exigencia constante, pierde esa capacidad. Puedes añadir suplementos, rutinas o protocolos; pero, sin tregua real, el sistema no entra en fase de cierre.

Resolver cuesta energía.

Y ese dato suele olvidarse.

Desde una lógica evolutiva, el cuerpo toma decisiones constantemente sobre dónde invertir recursos. Si el entorno sigue percibiéndose como amenazante, mantener la inflamación activa resulta una apuesta conservadora. El sistema prioriza la defensa frente a la reparación. No porque sea eficiente, sino porque es más seguro a corto plazo. Mejor un organismo cansado que uno vulnerable. Mejor una mente vigilante que una desprevenida.

Así, la inflamación crónica se convierte en el fondo de pantalla. El nuevo «normal». Cada evento vital —una pérdida, una ruptura, una mudanza, un cambio laboral— puede encender la respuesta inflamatoria. Y eso no es patológico. Lo que enferma no es la chispa, sino la imposibilidad de apagarla.

Vivimos en una cultura que glorifica el «seguir adelante» y estetiza la calma como algo que debe mostrarse, no experimentarse. El bienestar se vuelve performativo. Se vende positividad, optimización y resiliencia constante. En ese contexto, casi nadie habla del derecho biológico a estar mal durante un tiempo limitado. Del permiso a doler sin tener que compensarlo de inmediato.

Y, sin embargo, muchas heridas no se cierran porque nunca se les dio espacio para hacerlo. Necesitan supurar, reorganizarse, cicatrizar. No más estímulo ni más dopamina. Presencia. Ritmo. Tiempo. Porque solo aquello que se permite cerrar de verdad puede resolverse.

Resolver no es un acto puramente fisiológico, también es un cambio de fase. Implica que el cuerpo deje de comportarse como si el peligro siguiera activo. Que pueda soltar la vigilancia sin sentir que se expone. Que la inflamación reconozca que ya cumplió su función.

No resulta casual que tantos adultos vivan hoy en un estado inflamatorio de bajo grado. No porque estén rotos, sino porque se encuentran desincronizados. Siguen respondiendo a amenazas que ya no existen o que no requieren de esa intensidad de respuesta. Nadie les enseñó a terminar bien lo que empezó mal.

Cerrar no significa olvidar ni minimizar: significa dejar de reactivar cada día el mismo circuito, permitir que el cuerpo pase a otra fase sin necesidad de revisitar la herida constantemente. La biología, al igual que la psique, necesita finales claros.

A veces, sanar no consiste en añadir nada nuevo, sino en retirar estímulos, bajar la guardia, permitir que el sistema complete un proceso que quedó a medias. Dejar de releer la misma página una y otra vez.

Cuando el cuerpo logra cerrar, no se vuelve frágil. Se vuelve eficiente. Recupera recursos. Mejora la señal interna. La energía deja de invertirse en sostener alarmas y puede utilizarse para vivir, no solo para resistir.

Resolver es, en última instancia, aprender a confiar en que ya no hace falta protegerse de todo. No porque el mundo sea inofensivo, sino porque el organismo puede responder sin quedarse atrapado en defensa permanente.

Cuando eso sucede, no hay épica ni grandes revelaciones, hay señales discretas: el descanso empieza a reparar, la digestión se aquieta y la mente deja de estar en guardia constante.

El cuerpo no anuncia que ha cerrado una herida. Simplemente, deja de comportarse como si siguiera abierta.

*Lo que enferma no es la chispa: es el fuego*
*que nunca permitimos que se apague.*

134

## Capítulo 26
# Interocepción y conexión: el cuerpo que escucha y el vínculo que calma

### De la alexitimia somática a la corregulación con personas vitamina

Muchas personas describen sensaciones corporales difíciles de explicar. Un peso en la garganta que no se alivia comiendo. Un calor que sube por el pecho y se estanca en la cara. En mi caso, se manifiesta de una forma muy concreta: las orejas se encienden, con un rojo intenso, como si el cuerpo estuviera a punto de emitir una alarma visible. No es capricho: es información.

El cuerpo habla antes de que tengamos palabras. El problema no es que no diga nada, sino que solemos hacer todo lo posible por no escucharlo. Lo confundimos con hambre, con ansiedad, con cansancio o con cualquier etiqueta que nos permita seguir adelante sin detenernos demasiado. Y, aun así, una pregunta incómoda queda flotando de fondo en algún lugar: ¿cuándo fue la última vez que te permitiste sentirte sin tener que explicarte ni justificarte?

La interocepción es ese sistema silencioso que conecta las señales corporales con la experiencia emocional. Es la capacidad de percibir el latido cuando se acelera, la tensión en la mandíbula cuando algo molesta, la diferencia entre un vacío de hambre y un vacío de pena. Es escuchar al cuerpo antes de que tenga que gritar.

Aunque parezca intuitivo, no todos tenemos este radar afinado. La mayoría aprendimos a mirar hacia afuera mucho antes que hacia adentro. Sabemos leer el ambiente, anticipar el humor ajeno y detectar tensiones externas. Somos expertos en interpretar señales de otros. Pero nos cuesta reconocer las propias. Puedes notar que tu jefe está irritable o que una amiga no se encuentra bien, y aun así pasar horas sin darte cuenta de que llevas toda la mañana apretando los dientes.

Tener una interocepción afinada no es una habilidad «emocional» en el sentido superficial del término, sino una ventaja biológica, pues permite regularse mejor, responder con menos impulsividad y adaptarse con más flexibilidad a lo que ocurre. La evidencia lo respalda: una mayor conciencia corporal se asocia con menor ansiedad, mejor autorregulación y sistemas fisiológicos más estables. No porque elimine el malestar, sino porque evita que se acumule sin nombre.

El problema es que nadie nos entrenó para esto. Nos enseñaron a rendir, a producir, a cumplir, pero no a respirar con atención ni a registrar señales internas. Y, cuando no sabemos identificar lo que sentimos, el cuerpo se encarga de hacerlo por nosotros.

Ahí aparece la alexitimia somática.

No es una etiqueta exótica ni un diagnóstico extraño; es una experiencia cotidiana. Ocurre cuando no puedes decir «esto me duele por dentro», y entonces ese dolor busca una vía corporal para expresarse. Aparece en la espalda que se contractura, en el intestino que se desordena, en la piel que reacciona, en el cansancio que no se va. No porque el cuerpo esté fallando, sino porque está traduciendo algo que no supimos narrar.

Claro que un analgésico puede aliviar. A veces incluso más rápido que una conversación. Pero aliviar no es lo mismo que resolver. Tapar la señal no enseña a escucharla. Y así seguimos funcionando, somatizando lo que no pudimos nombrar.

Nos cuesta quedarnos quietos porque el silencio deja espacio. Y el espacio confronta. No hacer nada permite que emerjan sensaciones que llevaban tiempo contenidas. Pensar conduce a sentir, y sentir exige presencia. Entonces hacemos lo que mejor sabemos hacer: movernos. Llenar la agenda. Producir. Cumplir tareas. Porque la actividad ofrece una ilusión de control, aunque por dentro el sistema esté exhausto.

En muchos casos, esa hiperproductividad no es ambición, sino miedo. Es una forma socialmente aceptada de no habitarse.

Sin embargo, hay algo que suele olvidarse cuando se habla de regulación: el cuerpo no se regula solo. La calma no es un logro individual. Es un proceso relacional. Se corregula.

El sistema nervioso humano está diseñado para estabilizarse en presencia de otros. No necesita que alguien resuelva tus problemas ni que te ofrezca respuestas brillantes: necesita presencia. Una presencia que no exija rendimiento, que no pida explicaciones, que no condicione el afecto a que estés bien. A veces basta con compartir el espacio en silencio, con una mirada que no evalúa, con un gesto que transmite que «puedes bajar la guardia».

La oxitocina, tantas veces reducida al amor romántico, cumple en realidad una función mucho más amplia. Es un modulador social del sistema inmune y del estrés. Se libera con el contacto seguro, con la conexión real, con la sensación de pertenencia. Aumenta la variabilidad cardíaca, reduce el cortisol y facilita la activación del sistema parasimpático. En términos simples, ayuda al cuerpo a salir del modo defensa sin necesidad de esfuerzo consciente.

No es casual que muchas personas se sientan mejor después de una conversación honesta o de un abrazo prolongado, aunque nada «objetivo» haya cambiado. El cuerpo ha recibido una señal clara de seguridad.

Existen personas que, sin ser terapeutas ni salvadores, tienen esta capacidad de regular con su sola presencia. Las llamo «personas vitamina». No porque curen, sino porque facilitan. Tienen una sensibilidad interpersonal que permite que el otro se sienta visto sin ser invadido. No empujan, no analizan, no corrigen, sino que acompañan. A veces incomodan, porque muestran lo que preferiríamos no mirar. Pero su efecto no es invasivo; es estabilizador.

Volver al cuerpo no implica dejar de ser funcional: implica dejar de ser funcional a costa de uno mismo.

No hace falta retirarse del mundo ni irse al bosque. A veces basta con cerrar los ojos unos minutos y notar que la mandíbula está tensa. Reconocerlo y soltar. Permitir que un abrazo destense lo que llevabas días conteniendo. Decir «no sé qué me pasa, pero estoy raro» y que eso sea suficiente, sin necesidad de traducirlo de inmediato en una explicación coherente.

Escuchar al cuerpo no es un acto egoísta. Es volver al único lugar desde el que se puede regular de verdad. Y, en muchos casos, la inflamación no se calma por voluntad ni por control, sino por algo mucho más básico: sentir que ya no estás solo con lo que sientes.

Cuando el cuerpo percibe conexión, baja la guardia. Y cuando baja la guardia, empieza a escuchar.

*A veces el mejor antiinflamatorio no está en una cápsula, sino en un abrazo. No porque el abrazo tenga poderes mágicos, sino porque el cuerpo reconoce en él una señal que llevaba tiempo esperando: la de no estar solo con lo que siente.*

## Capítulo 27
# Más allá del pastillazo: integrando ciencia y autocuidado

### Entre farmacología, hábitos y la tregua que tu cuerpo necesita

El ser humano es extraordinariamente complejo y, a la vez, profundamente contradictorio. Desconfía de aquello que no comprende del todo —sustancias químicas, fármacos, conservantes, envases…— y, al mismo tiempo, busca con avidez cualquier cápsula, suplemento o compuesto que prometa energía, memoria, concentración o una versión ligeramente mejorada de sí mismo. Esa tensión atraviesa de forma constante nuestra relación con la salud.

Yo también he pasado por ahí. Casi todos lo hemos hecho en algún momento. Buscar la pastilla que ordene el caos interno resulta tentador porque ofrece una salida rápida y aparentemente limpia. La idea de poder seguir igual, pero sin pagar el precio, es seductora. El problema aparece cuando esa expectativa se convierte en estrategia de vida. Ninguna cápsula puede sostener de forma indefinida una biología sometida a incoherencias continuas sin generar desgaste.

Esto no es una crítica a la farmacología, pues resultaría injusto y poco honesto. La medicina farmacológica ha transformado la historia humana. La insulina ha permitido vivir a millones de personas. Los tratamientos antihipertensivos han reducido de forma significativa eventos cardiovasculares. Los psicofármacos bien indicados han devuelto funcionalidad a personas con sufrimiento psíquico grave. La química, utilizada con criterio, salva vidas y reduce sufrimiento real. La cuestión no está en la herramienta, sino en el lugar que ocupa.

Cuando los fármacos se utilizan con indicación clara, objetivos definidos y seguimiento adecuado, cumplen su función. Cuando se les pide que compensen ritmos de vida incompatibles con la fisiología, agendas que no dejan espacio para la recuperación o hábitos que sostienen inflamación de base, el alivio suele ser parcial y transitorio. El síntoma se atenúa, pero el terreno permanece intacto.

El malestar crónico rara vez responde a soluciones agudas. La vida no se comporta como una infección que se resuelve con un tratamiento breve y un final claro, pues se trata de un sistema dinámico, influido por decisiones cotidianas, entornos persistentes y patrones que se refuerzan con el tiempo.

Dormir, comer, moverse, respirar y vincularse no son recomendaciones estéticas ni consignas de bienestar: son condiciones biológicas. El sueño regula procesos metabólicos y hormonales. La alimentación informa al organismo sobre disponibilidad y seguridad. El movimiento modula la inflamación y el estrés. La respiración influye directamente sobre el sistema nervioso autónomo. Cuando estas bases se sostienen de forma precaria, ninguna intervención farmacológica puede compensarlo de manera estable.

Eso no significa que todo se resuelva «viviendo mejor». Significa que la farmacología despliega su verdadero potencial cuando no lucha contra el contexto en el que se inserta.

Algo similar ocurre con la psicoterapia. Hablar no transforma por arte de magia, pero tiene efectos biológicos medibles. Modula el cortisol, reorganiza los circuitos de estrés y modifica los patrones de respuesta. De la misma forma que entrenar el cuerpo cambia su rendimiento, entrenar la forma de pensar, sentir y relacionarse modifica la fisiología que sostiene esas experiencias. No es intangible ni simbólico: es cuerpo.

La dificultad surge cuando se busca una única respuesta para todo. Cuando se deposita toda la expectativa en una molécula o, en el extremo opuesto, en la conciencia individual. Ambas miradas dejan fuera una parte esencial del problema.

La integración exige una posición más incómoda y más adulta. Reconocer que, en determinados momentos, el cuerpo necesita apoyo químico para salir de estados que no puede regular por sí solo. Reconocer también que ninguna intervención sustituye una vida organizada de forma mínimamente compatible con la biología humana. Integrar implica dejar de enfrentar herramientas entre sí y empezar a utilizarlas de manera complementaria.

Este enfoque exige responsabilidad. Abandonar la búsqueda de atajos para problemas profundos. Dejar de idealizar soluciones rápidas, ya se presenten en forma de pastilla, suplemento, retiro espiritual o rutina perfecta. Y empezar a construir coherencia entre lo que se le exige al cuerpo y las condiciones que se le ofrecen.

Una paciente me dijo una vez algo que resume bien este punto: «El cambio real empezó cuando dejé de buscar soluciones rápidas». No hablaba de renunciar a la medicación ni de adoptar un estilo de vida idealizado. Hablaba de honestidad. De aceptar que ningún recurso funciona cuando se utiliza para evitar mirar el conjunto.

No existe una fórmula universal ni un protocolo aplicable a todos. Cada organismo responde de manera distinta. Lo que sí se repite es esto: el cuerpo responde mejor cuando percibe coherencia. Cuando las decisiones no prometen milagros, sino continuidad. Cuando la química acompaña sin ocultar. Cuando los hábitos sostienen sin castigar. Cuando las conversaciones son reales y no decorativas.

El metabolismo emocional no necesita soluciones perfectas, sino soluciones sinceras. Necesita treguas reales, no anestesias prolongadas. Y esas treguas rara vez aparecen en envases llamativos. Suelen construirse cuando la vida deja de vivirse como una sucesión constante de compensaciones.

A veces, la intervención más potente no consiste en añadir algo nuevo, sino en retirar aquello que obliga al cuerpo a pedir alivio de forma permanente. No porque el mundo sea sencillo, sino porque ninguna biología está diseñada para sostener indefinidamente una existencia que duele más de lo necesario.

La integración entre ciencia y autocuidado no ofrece promesas espectaculares. Ofrece algo más discreto y más sólido: la posibilidad de vivir sin necesidad constante de amortiguar la experiencia.

Y eso, aunque resulte incómodo, no lo decide ninguna pastilla: lo decide la forma en que eliges relacionarte con tu cuerpo y con tu vida.

*La tregua que tu cuerpo necesita no viene en cápsulas: viene en decisiones.*

## Capítulo 28
# Reentrenar el sistema nervioso: la biología de volver a sentirse seguro

Cómo el sistema nervioso aprende nuevas rutas de calma, sale del modo amenaza y redefine tus reacciones corporales y emocionales

Llegados a este punto del recorrido, hay algo que ya no necesita demasiada explicación. Has aprendido a reconocer las dinámicas que te desgastan, a identificar cuándo el cuerpo entra en modo amenaza, cuándo se sobreexige o cuándo sostiene más de lo que puede sin quebrarse. Has puesto palabras a procesos que antes solo eran sensaciones difusas. Y, aun así, persiste una distancia incómoda entre comprender y encarnar.

Entender por qué llegaste hasta aquí no garantiza saber cómo habitar un lugar distinto. El cuerpo no cambia de idioma al mismo ritmo que la mente. La biología no se reeduca con argumentos, sino con experiencia. Y esa experiencia, cuando es nueva, rara vez es espectacular. Más bien suele ser torpe, lenta y profundamente humana.

Reentrenar el sistema nervioso es un proceso cotidiano. No se produce por una decisión puntual ni porque el entorno se vuelva perfecto. Ocurre cuando el cuerpo empieza a registrar, una y otra

143

vez, que puede bajar la guardia sin que todo se derrumbe. Que puede estar presente sin anticipar el golpe. Que puede descansar sin desaparecer del mapa.

Y eso no se decide: se aprende.

Durante mucho tiempo, la activación fue un territorio conocido. La urgencia organizaba los días. El conflicto, la exigencia o la responsabilidad constante ofrecían estructura, identidad e incluso una forma de sentido. No porque fueran deseables, sino porque eran familiares. El cuerpo sabía cómo moverse ahí, qué esperar, cómo reaccionar. La previsibilidad, incluso cuando duele, suele sentirse más segura que lo desconocido.

Cuando se inicia un cambio real, la calma no suele ser lo primero que aparece. Lo que emerge es desorientación. Una sensación extraña de no saber bien dónde colocar la energía cuando ya no hay nada urgente que apagar. Esa incomodidad no es un error; es la señal de que el sistema está entrando en un territorio nuevo para el que aún no tiene referencias.

Uno de los errores más habituales en este punto es intentar llenar ese espacio demasiado rápido. Convertir el descanso en tarea. Optimizar la serenidad. Exigirse estar bien. Hacer de la calma un objetivo más que cumplir. Pero el sistema nervioso no aprende bajo exigencia.

La seguridad se instala como una huella implícita. El cuerpo la reconoce porque la ha vivido suficientes veces sin consecuencias negativas. No llega como logro ni como premio, sino como familiaridad progresiva. Por eso el tránsito hacia una vida más regulada no se parece a un salto, sino a un desplazamiento lento. No implica pasar del caos a la paz, sino aprender a habitar un espacio intermedio donde ya no hay crisis, pero todavía no hay hogar.

Ahí es donde ocurre el trabajo real.

Permanecer en ese «entre» requiere una habilidad poco celebrada: la capacidad de quedarse. Sin huir, sin rellenar, sin explicar. Cuando el cuerpo deja de defenderse, empiezan a aparecer sensaciones que antes no estaban disponibles. Algunas resultan agradables; otras, incómodas; otras, simplemente neutras. Y la neutralidad, para un sistema entrenado en la alerta, puede sentirse extraña, incluso sospechosa.

Reentrenar implica tolerar esa extrañeza sin convertirla en problema. Permitir que exista sin necesidad de traducirla de inmediato en pensamiento o acción. Al principio, quedarse cuesta, pues el cuerpo busca referencias conocidas. Quiere hacer algo, resolver algo, ocuparse de algo. Porque esa fue, durante mucho tiempo, su forma de sentirse vivo. Y, cuando ese impulso no se sigue automáticamente, algo empieza a modificarse, muy despacio.

El sistema nervioso registra una información nueva: aquí no pasa nada.

Esa información, repetida en contextos distintos, va construyendo seguridad. No a través de grandes decisiones, sino mediante microexperiencias. Pequeños momentos en los que el cuerpo comprueba que la ausencia de amenaza no es una trampa, que el silencio no anticipa un desastre y que la pausa no implica pérdida.

En este proceso, el ritmo importa más que la intensidad. El cuerpo necesita previsibilidad, no control. Señales claras de continuidad. Gestos que se repiten. Espacios donde no hay que rendir ni demostrar. Cuando las comidas siguen un patrón más o menos estable, cuando el sueño se acompaña de rituales sencillos, cuando el movimiento no está ligado a castigo ni productividad, cuando existen momentos del día no colonizados por expectativas, el organismo empieza a relajarse sin esfuerzo consciente.

La estabilidad no equivale a rigidez: es confianza en la secuencia.

Otro aspecto esencial del reentrenamiento consiste en aprender a regular sin colapsar. Muchas personas, agotadas por la hiperactivación, intentan descansar apagándose por completo. Se anestesian con pantallas, distracciones o sueño excesivo. Ese alivio momentáneo no enseña seguridad, sino más bien evitación. La regulación real es flexible, pues permite que el cuerpo se active y vuelva, que sienta y regrese, que experimente estímulo sin quedar atrapado en él.

Este aprendizaje requiere dosificación, pequeñas exposiciones seguidas de retornos claros a la calma. Un paseo y luego descanso. Una conversación y después silencio. Un día activo y otro más suave. En esos contrastes, el cuerpo aprende que puede moverse sin perderse.

La mente cumple aquí un papel delicado. No como motor del cambio, sino como acompañante. Reeducarla no implica pensar en positivo ni convencerte de nada, sino más bien dejar de tratarte como un proyecto defectuoso. Las narrativas internas que exigen resultados inmediatos o que interpretan cada sensación incómoda como un fallo solo añaden amenaza donde ya no la hay.

La reeducación cognitiva que acompaña al reentrenamiento nervioso es más sencilla y más exigente a la vez: aprender a no interferir constantemente. Permitir que el cuerpo tenga su propio tiempo sin fiscalizarlo. No añadir prisa donde ya no existe peligro. No sumar exigencia donde ya hay esfuerzo.

Este proceso abre una dimensión que rara vez se nombra con claridad: una reconciliación profunda con el propio ritmo. No como creencia ni como práctica externa, sino como experiencia encarnada. Dejar de vivir en oposición a uno mismo. Abandonar la idea de que la biología es un obstáculo que vencer.

Cuando el cuerpo percibe que ya no está en guerra consigo mismo, algo se afloja. No de manera inmediata ni constante, pero sí progresiva. Reentrenar el sistema nervioso no borra la historia ni elimina los días difíciles, pero devuelve algo más valioso: la flexibilidad. La capacidad de atravesar estados sin quedar atrapado en ellos, de sentir sin desbordarse y de descansar sin desaparecer.

Este camino exige paciencia y una forma de valentía poco reconocida, pues supone soltar identidades construidas en torno a la lucha y aceptar que quizá desconoces quién eres cuando no estás sobreviviendo. Y permitirte descubrirlo sin urgencia forma parte del proceso.

Cuando el cuerpo deja de gastar energía en defenderse, esta queda disponible. No para producir más ni para demostrar nada, sino para algo más elemental y más radical: habitar la experiencia. Vivir. Estar. Sentirse presente.

Al principio, ese estado puede resultar anodino, incluso desconcertante. Pero, con el tiempo, se vuelve profundamente reparador. Una vida que no necesita ser defendida permite bajar los hombros, respirar sin estrategia y mirar sin anticipación. No se alcanza de un día para otro, pero se construye, paso a paso, experiencia a experiencia, con el cuerpo como aliado y no como adversario.

*Reentrenar el sistema nervioso no es buscar tranquilidad, es permitir que el cuerpo descubra que puede habitarla.*

# Bloque V

# RESETEO FISIOLÓGICO Y EMOCIONAL

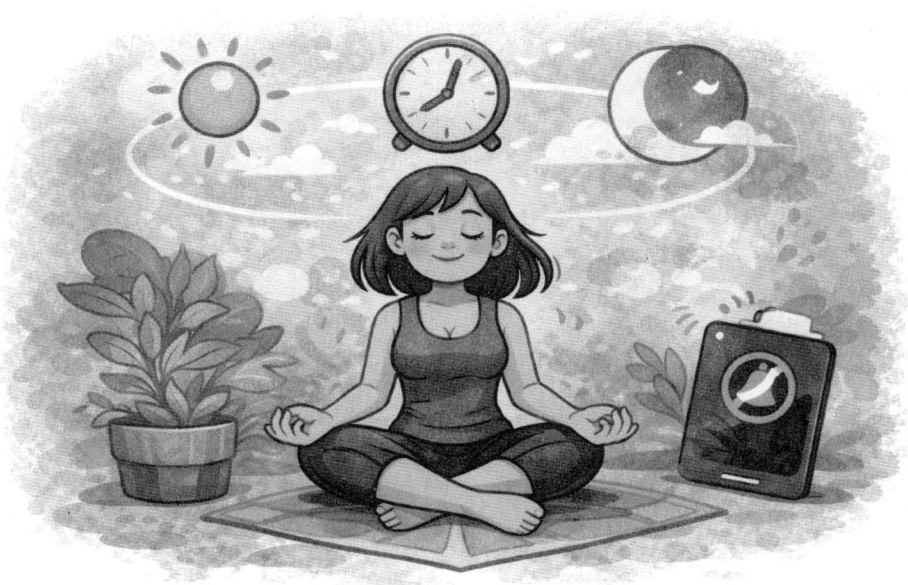

## Capítulo 29
# Regulación antes que motivación

### Deja de perseguir la fuerza de voluntad y aprende a buscar la calma

Si algo se vende bien son los discursos de motivación. Escenarios iluminados, frases contundentes, aplausos sincronizados y la promesa implícita de que, esta vez sí, todo va a cambiar. Durante unas horas, incluso durante un par de días, esa energía parece real. Te sientes capaz, decidido, convencido de que ahora sí vas a sostenerlo todo. Hasta que llega la vida cotidiana y, como casi siempre, la motivación se evapora.

No es culpa tuya. Tampoco es falta de carácter.

La motivación es un recurso volátil. Funciona bien como detonante, como chispa inicial que permite reconocer que algo ya no encaja o que una forma de vivir dejó de ser sostenible. Ese primer impulso tiene valor. Sin él, muchos cambios ni siquiera empezarían. El problema aparece cuando se pretende convertirlo en el motor principal de procesos que no tienen un final claro ni una recompensa inmediata.

Nadie puede vivir permanentemente enamorado de un ideal. Ni siquiera de uno saludable.

La vida real no se sostiene con promesas, sino con repetición. Con decisiones pequeñas que se toman incluso cuando no hay ganas, cuando el entusiasmo no acompaña y cuando la recompensa

151

es discreta o diferida. Ahí es donde la motivación empieza a fallar y donde entra en juego algo mucho más determinante: la regulación.

Desde el punto de vista biológico, la autorregulación no es infinita. Cada día tomas decisiones, inhibes impulsos, gestionas emociones y respondes a demandas externas. Todo eso consume recursos. No de forma abstracta, sino concreta. El cerebro utiliza energía, neurotransmisores y sistemas de control para sostener ese esfuerzo. Cuando el día avanza y las reservas disminuyen, la capacidad de seguir eligiendo «lo correcto» se reduce.

Por eso, al final de la jornada, aparecen decisiones que durante la mañana parecían impensables. No porque hayas cambiado de valores, sino porque el sistema está cansado. El famoso «me lo merezco» no suele ser un capricho moral, sino una señal de agotamiento regulatorio.

La fuerza de voluntad no es un músculo inagotable. Funciona más como una batería que se descarga a lo largo del día. Cuantas más decisiones irrelevantes acumulas, menos energía queda para sostener las importantes. En ese contexto, exigir motivación constante se convierte en una estrategia destinada al fracaso.

Aquí es donde muchas personas interpretan mal el problema. Creen que necesitan más empuje, más disciplina, más carácter. Y se exigen todavía más, por lo que entran en un bucle donde la fatiga se confunde con falta de compromiso. Lo que realmente falta no es motivación, sino condiciones que faciliten la regulación.

El cerebro busca eficiencia. Cuando algo se repite suficientes veces, deja de requerir esfuerzo consciente. Las vías neuronales se consolidan y el comportamiento pasa a ejecutarse de forma más automática. Eso no ocurre por magia ni por inspiración, sino por repetición en contextos estables. Los hábitos no liberan de sentir, pero sí de decidir cada vez desde cero.

Cuando la regulación está presente, las emociones no desaparecen, pero dejan de secuestrar la conducta. Puedes sentir frustración sin que esta determine cada respuesta. Puedes estar cansado sin que eso implique abandonarlo todo. El piloto automático emocional

152

no evita que sientas; evita que cada sensación consuma todos tus recursos.

Regularse no significa reprimirse: significa disponer de margen. Margen para pausar antes de reaccionar, para notar el impulso sin obedecerlo de inmediato, para permitir que la intensidad baje lo suficiente como para elegir. Ese margen no se construye con discursos inspiradores, sino con entornos previsibles y ritmos sostenibles.

La estabilidad, aunque a veces se perciba como aburrida, es profundamente reguladora. Los ritmos repetidos reducen la carga cognitiva, sincronizan los ciclos hormonales y ofrecen al sistema nervioso señales claras de seguridad. El cuerpo no necesita sorpresas constantes para sentirse vivo; necesita saber qué esperar para poder descansar.

Incluso las conductas que parecen más impulsivas suelen responder a patrones reconocibles. La búsqueda de novedad, de intensidad o de adrenalina también se organiza en rutinas. El cerebro no rechaza la repetición; rechaza la incertidumbre sin estructura. Cuando la previsibilidad existe, la regulación se vuelve más accesible.

Hablar de regulación antes que de motivación no implica renunciar a la ambición ni resignarse a una vida mínima. Implica dejar de pedirle al cuerpo que funcione a base de picos emocionales. La regulación crea una base desde la que el esfuerzo deja de sentirse heroico y pasa a ser posible.

Te hablo también desde la experiencia personal. Durante años, mi peso fluctuó, como le ocurre a la mayoría. Cambiaban las etapas, las relaciones, las circunstancias externas…; y, con ellas, cambiaban los hábitos. Hubo momentos de entusiasmo y momentos de abandono. No porque no supiera lo que tenía que hacer, sino porque no siempre podía sostenerlo.

El punto de inflexión no llegó cuando apareció una motivación más fuerte, sino cuando entendí que mis objetivos no dependían de cómo me sintiera ese día. Hubo jornadas en las que no quería entrenar, ni comer bien, ni cumplir con ninguna rutina. También hubo ganas de desaparecer, de mandarlo todo al demonio y dejar de intentarlo.

Y, aun así, algunas de esas veces fui. No por inspiración, sino por coherencia. No para demostrar nada, sino para no romper la continuidad. A veces el resultado fue discreto. Un treinta por ciento de lo esperado. Pero ese treinta por ciento mantuvo vivo el hábito, la estructura y, con el tiempo, la autoestima.

No se trata de darlo todo cada día. Se trata de no abandonar el proceso.

Esperar el momento perfecto, la motivación ideal o la claridad absoluta suele ser una forma elegante de postergar. Los cambios sostenibles no se apoyan en grandes decisiones aisladas, sino en pequeñas acciones que se repiten incluso cuando no brillan. Reconocerlas y validarlas forma parte del reseteo.

El cuerpo no responde bien a la épica permanente. Responde mejor a la honestidad. A contextos donde no se le exige rendir al máximo para merecer descanso. Donde la regulación no es una recompensa, sino la base.

Este bloque no va de exigirte más, sino de crear condiciones en las que ya no haga falta forzarse tanto. Porque, cuando la regulación está presente, la motivación deja de ser imprescindible. Aparece a veces, desaparece otras, y el proceso continúa igual.

Ese es el verdadero cambio de paradigma: dejar de vivir persiguiendo estados emocionales y empezar a organizar la vida de forma que el cuerpo pueda sostenerla.

Y, cuando eso ocurre, avanzar deja de sentirse como una batalla diaria. No porque sea fácil, sino porque deja de ser hostil.

*La motivación enciende, pero solo la regulación sostiene.*

# Capítulo 30
# Dormir es tu suplemento más barato

## Restaurar tu ciclo circadiano es más efectivo que cualquier dieta

Vivimos en una época extraña. Personas que calculan al miligramo el magnesio que toman, que pagan suplementos con nombres en latín impronunciable y que siguen dietas tan restrictivas que rozan lo litúrgico, mientras duermen cinco horas por noche convencidas de que el cansancio es una prueba de compromiso con la vida. Todo se optimiza, todo se mide, todo se promete…, excepto lo que más impacto tiene sobre el funcionamiento del cuerpo: dormir.

Resulta curioso que, en una cultura obsesionada con el rendimiento, el descanso se perciba como algo negociable, casi accesorio. Se posterga como si fuera un lujo, se recorta como si no tuviera consecuencias y se reemplaza por café, pantallas y una narrativa de autosuficiencia que rara vez se sostiene en el tiempo. El sueño se considera simple porque es gratuito. Y lo gratuito, en este sistema, parece sospechoso.

Sin embargo, pocas intervenciones tienen un impacto tan transversal y profundo sobre la biología humana como dormir de forma suficiente y regular.

Mientras duermes, el cuerpo no se apaga. Trabaja. Reorganiza. Repara. Integra. El sistema nervioso entra en un estado distinto, no pasivo, donde se activan procesos que no pueden ocurrir en vigilia. El cerebro pone en marcha el sistema glinfático, encargado de eliminar residuos metabólicos que se acumulan durante el día. Las hormonas se reajustan. El cortisol desciende, la melatonina marca el ritmo, la insulina recupera sensibilidad y las señales de hambre y saciedad vuelven a alinearse con mayor precisión.

Todo esto sucede sin que tengas que hacer nada más que permitirlo. El problema aparece cuando el sueño se fragmenta, se acorta o se desplaza de forma crónica. No hablamos de una mala noche ocasional, sino de un patrón sostenido. El cuerpo interpreta esa falta de descanso como una señal ambiental clara: el entorno no es seguro para bajar la guardia. Y responde en consecuencia.

La privación de sueño altera la regulación emocional antes incluso de que seas consciente de ello. La tolerancia a la frustración disminuye, la reactividad aumenta y la capacidad de modular impulsos se reduce. Aparecen antojos más intensos, decisiones más impulsivas y una sensación general de irritabilidad que suele atribuirse al carácter, a la edad o al estrés cotidiano, cuando en realidad es una respuesta fisiológica predecible.

Dormir poco no convierte a nadie en más eficiente: convierte al organismo en menos preciso.

El metabolismo también acusa el golpe. El sueño insuficiente favorece la resistencia a la insulina, altera la secreción de leptina y grelina, y facilita un estado inflamatorio de bajo grado. Comer «bien» deja de ser suficiente cuando el sistema regulador está desincronizado. El cuerpo procesa la información nutricional desde un lugar de alerta, no de equilibrio.

A esto se suma el impacto cognitivo. El hipocampo, clave en la consolidación de la memoria y en la regulación emocional, necesita fases profundas de sueño para funcionar de forma óptima. Sin ellas, la mente se vuelve más dispersa, la concentración se fragmenta y la sensación de niebla mental se instala como una constante. No porque falte inteligencia o capacidad, sino porque el sistema no ha tenido tiempo de reiniciarse.

El ritmo circadiano, ese reloj interno que coordina procesos hormonales, metabólicos y neurológicos, tampoco es decorativo. Está sincronizado con la luz natural, la oscuridad, los horarios y la

156

repetición. Cuando se altera de forma continuada —pantallas hasta la madrugada, horarios erráticos o fines de semana que funcionan como *jet lag* emocional—, el cuerpo pierde referencias. Y un organismo sin referencias claras tiende a mantenerse en vigilancia.

No todo se puede compensar durmiendo más un día concreto. El sueño no funciona como una cuenta bancaria donde se saldan de golpe deudas acumuladas. Dormir hasta el mediodía un domingo ayuda, pero no repara por completo una semana de privación crónica. Parte del impacto metabólico, hormonal y cognitivo ya se ha producido.

Lo más insidioso es que este estado se normaliza. La inflamación se atribuye al paso del tiempo. La irritabilidad, al tráfico. La ansiedad, a la agenda. La falta de claridad, a la sobrecarga mental. Rara vez se cuestiona la base sobre la que todo eso se sostiene: un sistema regulador que no está recibiendo el descanso necesario para funcionar.

El sueño no es solo descanso físico, sino regulación emocional. Es la diferencia entre reaccionar y responder, entre tolerar y explotar, entre procesar y acumular. Permite que el sistema nervioso integre lo vivido, que las emociones se amortigüen y que la experiencia no quede en estado de alerta permanente.

Dormir bien no es cuestión de suerte ni de genética privilegiada: es una habilidad que se cultiva y se protege. Implica respetar la luz natural por la mañana, permitir la oscuridad real por la noche, sostener rituales previos que indiquen al cuerpo que puede bajar el ritmo. Implica dejar de negociar horas de sueño como si fueran una moneda intercambiable por productividad.

No requiere *gadgets* sofisticados ni suplementos caros. Requiere coherencia.

Puedes entrenar duro, alimentarte con precisión y seguir todas las tendencias de bienestar del momento. Pero, sin sueño suficiente, todo eso se construye sobre un terreno inestable. El cuerpo hace lo que puede, pero lo hace en modo compensación, no en modo reparación.

La regulación profunda no empieza con lo que añades, sino con lo que permites que ocurra cuando dejas de intervenir. El sueño es ese espacio donde el cuerpo retoma el control sin exigencias externas. Donde la biología se ordena sin necesidad de instrucciones conscientes.

Dormir no es pasividad, sino una intervención activa del organismo sobre sí mismo.

Por eso resulta tan disruptivo en una cultura que premia la hiperactividad. Priorizar el sueño no es pereza, es una forma radical de autocuidado. No se fotografía bien, no se comparte en redes y no da estatus inmediato. Pero sostiene todo lo demás.

Cuando el descanso se vuelve consistente, muchas cosas empiezan a cambiar sin esfuerzo heroico. El apetito se regula mejor. El ánimo se estabiliza. La claridad mental mejora. Las decisiones dejan de sentirse como batallas constantes. No porque la vida se vuelva fácil, sino porque el sistema deja de estar permanentemente exhausto.

El verdadero reseteo fisiológico empieza aquí. No en la dieta perfecta ni en el suplemento de moda, sino en permitir que el cuerpo haga lo que sabe hacer desde siempre cuando se le dan tiempo y condiciones.

Dormir es sencillo.

No es fácil.

Y, precisamente por eso, sigue siendo uno de los actos más subversivos y terapéuticos de la vida moderna.

*Dormir no es perder tiempo: es recuperar vida.*

158

# Capítulo 31
# Inflamación digital: negociar con tu biología en la era de las pantallas

## Cómo las pantallas reprograman tu cortisol, tu dopamina y tu sueño

En este momento estoy sentada frente a una pantalla, intentando ordenar ideas. A mi alrededor, varios ordenadores encendidos en el estar de médicos de guardia. A un lado, el móvil reproduciendo música casi como ruido de fondo. En el bolsillo, el busca iluminándose a intervalos mientras espero el resultado de una analítica. Mi trabajo es humano, clínico, profundamente relacional. Y, sin embargo, transcurre rodeado de monitores.

La escena no es excepcional. Es cotidiana.

Vivimos en una época en la que el contacto con la realidad pasa, casi siempre, por una interfaz luminosa. Incluso cuando la vida que se cuida está a pocos metros, la relación se filtra por pantallas, gráficos, resultados y notificaciones. No se trata solo de un cambio cultural: es un cambio postural, sensorial y fisiológico. El cuerpo lo registra aunque la mente lo normalice.

La exposición constante a pantallas no se limita a cansar la vista o dispersar la atención. Introduce una estimulación continua que interfiere con sistemas reguladores básicos. La luz artificial prolongada altera la secreción de melatonina. La atención fragmentada mantiene el cortisol en rangos elevados. La interacción digital, aunque informativa o entretenida, no activa los circuitos de vínculo de la misma forma que una conversación presencial. El organismo interpreta esa estimulación como una sucesión de señales que requieren respuesta, aunque ninguna sea realmente urgente.

Cada notificación añade una microactivación. Cada desplazamiento infinito ajusta la dopamina basal. El cerebro aprende a anticipar gratificación inmediata y reduce su tolerancia a la espera, al silencio y al aburrimiento. No se trata de debilidad personal ni de falta de voluntad: es aprendizaje neurobiológico.

La arquitectura del sueño también se ve afectada. La exposición nocturna a pantallas modifica el ritmo circadiano y fragmenta las fases profundas del descanso. Ese sueño alterado repercute en el apetito, en la regulación emocional y en la capacidad de tomar decisiones al día siguiente. El cuerpo entra en un bucle donde la estimulación nocturna genera cansancio diurno, y ese cansancio se intenta compensar con más estímulo.

Todo esto ocurre sin sensación clara de peligro. La tecnología no se presenta como amenaza, sino como compañía. Como herramienta. Como distracción inocente. Precisamente por eso su impacto es tan profundo. El sistema nervioso no distingue entre una amenaza física y una sobrecarga sostenida de demandas atencionales. Ambas mantienen la vigilancia activa.

No resulta realista plantear una huida completa de lo digital. La tecnología forma parte del ecosistema humano actual del mismo modo que la gravedad forma parte del entorno físico. Está integrada en el trabajo, en la comunicación, en el ocio y en la organización de la vida diaria. El problema no es su existencia, sino la ausencia de límites claros en su uso.

La biología funciona por dosis. Igual que ocurre con cualquier fármaco, una cantidad adecuada puede ser útil y una exposición excesiva genera efectos secundarios. Con lo digital sucede algo similar. No es lo mismo utilizar una pantalla con un objetivo concreto que permanecer expuesto a estímulos sin intención ni cierre. El cuerpo percibe la diferencia, aunque no siempre se haga consciente.

Después de una jornada exigente, el organismo suele buscar lo opuesto a lo que ha sostenido. Tras horas de interacción, decisiones y contención emocional, la necesidad real suele ser un poco de silencio. Sin embargo, con frecuencia se le ofrece al sistema un suplemento de pantallas que prolonga el estado de alerta en lugar de permitir la transición hacia el reposo.

Aquí aparece una confusión habitual: se busca descanso mediante estimulación. El resultado no es recuperación, sino mantenimiento de la activación en otra frecuencia. El cuerpo continúa en vigilancia, aunque el contenido parezca banal.

Negociar con la biología en la era digital no implica prohibiciones ni apagones radicales, sino conciencia de dosis y de momento. La tecnología ya ofrece indicadores de uso que permiten observar patrones: cuándo aumenta el tiempo en pantalla, en qué momentos del día se dispara, qué estados emocionales lo acompañan... Muchas veces no se busca información ni entretenimiento, sino regulación dopaminérgica rápida.

Observar esto sin juicio constituye el primer paso. No para castigarse, sino para entender qué se está intentando regular a través de la pantalla.

A partir de ahí, la negociación se vuelve posible. Redistribuir la exposición, reducirla en momentos especialmente sensibles (como las horas previas al sueño o justo después de comer) y permitir mayor contacto con estímulos naturales. Luz solar, movimiento, conversaciones sin mediación, silencio real... Estos elementos no compiten con lo digital; equilibran el sistema.

Cuando el uso tecnológico tiene un marco claro, el organismo empieza a responder de otra manera. El sistema nervioso recupera márgenes de reposo. La dopamina deja de necesitar picos constantes. El sueño mejora su arquitectura. La inflamación de fondo pierde uno de sus mantenedores más persistentes.

Hablar de inflamación digital no es recurrir a una metáfora exagerada. Es describir un estado fisiológico en el que los sistemas inmune, endocrino y nervioso pagan el coste de una estimulación sin tregua. El cuerpo no protesta de inmediato, sino que más bien se adapta. Pero esa adaptación tiene un precio acumulativo.

No se trata de renunciar a la tecnología ni de idealizar una vida analógica imposible. Se trata de recuperar la capacidad de usarla como herramienta y no como anestesia. De permitir que lo digital no sustituya lo analógico esencial: el descanso, la atención sostenida, la presencia corporal.

El éxito en este contexto no se mide por el número de horas sin pantalla, sino por la cantidad de biología que se recupera cuando la estimulación se dosifica. Dormir mejor, sentir menos urgencia, sostener conversaciones completas o tolerar sin incomodidad el silencio. Señales discretas de que el sistema vuelve a encontrar equilibrio.

Negociar con la biología no es una guerra contra la tecnología: es un acuerdo. Un reconocimiento de que el cuerpo sigue funcionando con reglas antiguas en un entorno nuevo, y que necesita mediaciones conscientes para no vivir permanentemente en modo alerta.

Porque, al final, la pregunta no es cuántas pantallas puedes evitar, sino cuánta vida puedes volver a habitar cuando decides usarlas con intención.

*La inflamación digital no es ciencia ficción: es tu cuerpo pagando por cada clic.*

## Capítulo 32
# Respirar: hackeo básico para humanos agitados

### El botón biológico que olvidaste usar

No necesitas un reloj inteligente para comprobar que estás vivo. Basta con que respires. Lo curioso es que, aunque lo haces miles de veces al día, rara vez lo haces de forma consciente. El cuerpo se encarga de mantenerte con vida mientras tú te ocupas de otras cosas; y, en ese reparto de funciones, la respiración queda relegada a un segundo plano. Automática. Invisibilizada. Dada por hecha.

Sin embargo, es una de las pocas funciones del organismo que conecta directamente la fisiología con la voluntad.

Respiramos como vivimos: rápido, fragmentado, con prisa. Con el aire entrando solo hasta la parte alta del pecho, como si el cuerpo estuviera siempre preparándose para una carrera que nunca empieza ni termina. Esa forma de respirar no es neutra, sino una señal. Y el cuerpo la interpreta con bastante literalidad.

Cada respiración superficial le comunica al sistema nervioso que algo requiere atención inmediata. Que conviene estar alerta. Que no es momento de bajar la guardia. Cuando ese patrón se mantiene durante horas, días o años, la biología se organiza en torno a esa premisa. No porque haya un peligro real, sino porque la señal es constante.

Respirar mal no es una metáfora: es información errónea repetida miles de veces.

La respiración es una de las pocas funciones corporales que son automáticas y, al mismo tiempo, modulables. No puedes decidir cuándo secretar insulina ni el momento exacto en el que liberar cortisol. Pero sí puedes influir en esos sistemas a través de algo tan básico como el ritmo y la profundidad de la respiración. No como truco ni como hackeo, sino como consecuencia fisiológica directa.

El corazón responde a cada ciclo respiratorio. Se acelera ligeramente con la inhalación y desacelera con la exhalación. Ese vaivén, conocido como «arritmia sinusal respiratoria», refleja la capacidad del sistema nervioso para adaptarse. Cuando la respiración es amplia y rítmica, esa variabilidad aumenta. Cuando es corta y rápida, se empobrece. El cuerpo no lo valora como bueno o malo, pero lo registra como flexible o rígido. Y la rigidez sostenida tiene un coste.

Nadie nos enseñó a respirar. Nos enseñaron a producir, a rendir, a cumplir horarios y a optimizar tareas. Nos entrenaron para pensar rápido y responder más rápido todavía. Pero nadie se detuvo a explicarnos que el cuerpo necesita señales claras para saber cuándo puede dejar de pelear. Luego nos sorprende vivir tensos, inflamados, insomnes, con una ansiedad de fondo que parece no tener causa concreta.

La respiración no es mística ni decorativa: es fisiología aplicada. Cuando el aire entra de forma profunda y sale con tiempo suficiente, el sistema parasimpático empieza a recuperar espacio. La frecuencia cardíaca desciende, la tensión muscular se reduce y el eje del estrés baja un punto. No ocurre porque «te relajes», sino porque el cuerpo reconoce una señal que llevaba tiempo sin recibir: no hay urgencia ahora mismo.

Lo interesante es que el organismo ya sabe hacerlo. Basta observar a alguien después de que haya llorado. Entre sollozos aparece, de forma espontánea, una exhalación larga que reorganiza el ritmo interno. El cuerpo se regula por sí mismo cuando se lo permite. Somos nosotros quienes interrumpimos ese proceso con la urgencia constante de seguir haciendo cosas.

Vivimos inspirando sin parar. Más trabajo, más estímulos, más pantallas, más demandas. Recibimos información de forma continua, pero apenas soltamos. Y esa asimetría se refleja en el cuerpo. La inhalación domina. La exhalación se acorta. El sistema permanece en activación.

Pero respirar también es soltar. No es casual que muchas personas dediquen más tiempo a investigar suplementos que a notar cómo respiran. Se buscan antioxidantes importados mientras el aire entra y sale de forma entrecortada, como si el cuerpo estuviera siempre esperando un sobresalto. Luego aparece la pregunta: ¿por qué el estrés no baja? No es porque falte voluntad, sino más bien porque falta espacio interno.

La respiración no promete soluciones inmediatas ni estados de felicidad sostenida, pero ofrece algo más modesto y valioso: margen. Un margen mínimo entre estímulo y respuesta. Un intervalo donde el cuerpo deja de reaccionar en modo automático y empieza a reorganizarse.

No requiere posturas especiales ni rituales complejos. No exige silencio absoluto ni escenarios ideales. Puede aparecer en momentos cotidianos: antes de entrar en una reunión tensa, al leer un mensaje que activa, al acostarte con la mente acelerada. No como obligación, sino como recordatorio.

Respirar de forma consciente no significa hacerlo todo el día. Significa permitir que, en algunos momentos, la exhalación tenga más espacio que la inhalación. Que el cuerpo reciba la señal de que puede bajar el ritmo sin consecuencias. Esa información, repetida con cierta regularidad, empieza a modificar el estado basal. Y, aunque el efecto no es espectacular, sí es progresivo.

La respiración no sustituye tratamientos médicos ni resuelve conflictos profundos. Tampoco compensa un estilo de vida hostil. Pero actúa como un modulador potente en un sistema saturado. Introduce pausas donde antes no las había. Abre una rendija por la que el organismo puede empezar a recalibrar.

Quizá lo más incómodo de todo es aceptar que algo tan simple tenga tanto impacto. No da estatus. No se usa para presumir de ello. No se monetiza fácilmente. Nadie comparte en redes que dedicó unos minutos a respirar con atención. Y, sin embargo, ese gesto tiene más efecto regulador que muchas intervenciones costosas y complejas.

La respiración es el gesto más básico de la vida. Recibir y soltar. Entrar y salir. Un movimiento constante que, cuando se desorganiza, arrastra consigo al resto del sistema. Cuando se recupera, empieza a ordenar sin ruido.

No hay nada heroico en respirar mejor: hay algo profundamente humano.

Mientras el cuerpo siga respirando como si huyera de una amenaza invisible, vivirá en alerta. Cuando aprende a modular ese ritmo, empezará a entender que no todo momento exige defensa. Que existe la posibilidad de estar sin correr.

La respiración no promete iluminación ni estados elevados de conciencia, pero devuelve algo más sencillo: presencia. Un espacio interno suficiente para que la experiencia no tenga que vivirse siempre en modo supervivencia.

Porque, al final, lo que te mantiene vivo nunca fue un suplemento ni un dispositivo: fue el aire.

Y recordarlo, en una época de cuerpos agitados, es un acto silencioso de regulación.

*Cada exhalación es la orden más barata y poderosa de calma que tu cuerpo reconocerá jamás.*

166

# Capítulo 33
# Tu plan de veintiún días: más biología, menos autoengaño

## Rutinas realistas para desinflamar mente y cuerpo

Existe una fascinación casi infantil con la idea de que veintiún días pueden cambiarlo todo. Libros, cursos, aplicaciones y gurús repiten el mantra con una convicción que roza lo litúrgico: tres semanas y tu vida será otra. Nuevo cuerpo, nueva mente, nueva versión de ti. El problema no es la cifra; el problema es la promesa implícita de épica rápida.

La explicación habitual es que ese es el tiempo que necesita el cerebro para crear un hábito. Se trata de una simplificación elegante, fácil de recordar y muy vendible. Pero también profundamente incompleta. Porque la neurobiología real no funciona como un temporizador de microondas que pita al día 21 anunciando que el cambio está listo.

Si algo ocurre de manera bastante fiable alrededor de esas tres semanas no es la consolidación mágica del hábito, sino el descenso de la motivación inicial. Ese momento en el que la novedad se desgasta, el entusiasmo se enfría y el cuerpo empieza a preguntarse si esto que has empezado es otra moda pasajera o una señal seria de cambio. Y aquí es donde suele romperse todo.

Los cambios que duran no se parecen a una curva ascendente con música épica y final triunfal. Se parecen mucho más a una meseta: estable, predecible, poco emocionante. Una superficie plana donde no pasa nada extraordinario... y, precisamente por eso, pasa lo importante. El cuerpo no necesita fuegos artificiales. Necesita regularidad. Necesita entender que no estás jugando a reinventarte, sino estableciendo una nueva normalidad.

Desde el punto de vista biológico, la meseta es seguridad. Y la seguridad es el lenguaje que tu sistema nervioso entiende mejor.

Tu organismo no vive buscando motivación infinita, sino evaluando amenazas, anticipando abandonos, midiendo la coherencia entre lo que prometes y lo que sostienes. Cuando empiezas algo con una intensidad que no puedes mantener, tu biología aprende una lección muy clara: «Esto también se acabará». Y se adapta en consecuencia. Ahorra energía. Se muestra desconfiada. Espera la recaída.

Ese es el verdadero sabotaje, mucho más que saltarte un entrenamiento o comer mal un día. El sabotaje consiste en enseñarle a tu cuerpo que no puede confiar en ti.

Por eso este no es un plan de veintiún días en el sentido clásico. El número es casi anecdótico. Podrían ser treinta días, sesenta o incluso tres meses. Lo relevante no es el calendario, sino los bloques sólidos que construyes y la constancia tranquila con la que los sostienes. Si hay un hackeo real aquí, no es de productividad ni de disciplina, sino de percepción de seguridad. Reprogramar la idea de que esta vez no vas a desaparecer cuando llegue el aburrimiento.

Con esa idea en mente, vamos a lo concreto: los cinco ejes básicos (no como teoría aislada, sino como sistema integrado).

### 1. Dormir: tu suplemento más barato y más infravalorado

Dormir no es un lujo ni una concesión para días flojos. Es una intervención fisiológica de primer orden. Mientras duermes, el hipocampo organiza y consolida recuerdos, el sistema glinfático elimina residuos metabólicos del cerebro y la regulación hormonal recupera un ritmo que durante el día se distorsiona constantemente.

La melatonina no es simplemente una «pastilla natural para dormir», sino una hormona cronobiótica que sincroniza relojes internos en tejidos que ni siquiera asocias con el sueño. Saltarte el descanso no es valentía productiva ni compromiso con tus objetivos: es sabotaje biológico, aunque se vista de sacrificio.

Escribo esto después de una siesta inesperada y tras haber decidido no ir al gimnasio ese día. No porque me falte disciplina, sino porque entiendo la diferencia —sutil pero crucial— entre lo que el cuerpo necesita y lo que la mente utiliza como excusa. Esa línea fina es la responsabilidad real. Dormir cuando toca no te hace débil; te hace fisiológicamente competente.

## 2. Respirar de forma consciente: el interruptor olvidado

Cada exhalación prolongada activa el nervio vago y desplaza el sistema hacia un estado parasimpático. No hay misticismo aquí, hay neurofisiología básica. La frecuencia cardíaca disminuye, la presión arterial se modula y el cuerpo recibe un mensaje inequívoco: el peligro ha pasado.

Respirar conscientemente es como tener un botón de emergencia siempre accesible. Si nunca lo entrenas, no es que no exista, es que no sabes usarlo cuando más lo necesitas. No hace falta convertirlo en un ritual complejo. Basta con que aprendas a alargar la exhalación, varias veces al día, como una señal repetida de tregua interna.

## 3. Moverte: fisiología con memoria evolutiva

El movimiento no es un castigo por comer ni una moneda para comprar estética. Cada contracción muscular libera miocinas que dialogan con el sistema inmune, el cerebro y el metabolismo. Se trata de una conversación bioquímica constante que recuerda a tu organismo que sigue habitando un cuerpo diseñado para moverse.

No necesitas entrenamientos heroicos ni rutinas de escaparate. Caminar, cargar peso, estirarte, cambiar de postura... El cuerpo reconoce patrones de movimiento, no etiquetas ni tendencias. Desde el punto de vista evolutivo, moverte es una señal de continuidad vital, no de rendimiento.

169

**4. Comer con coherencia: química intestinal, no moral alimentaria**

La microbiota intestinal participa activamente en la producción de neurotransmisores y en la modulación inflamatoria. Alimentarla con comida real genera señales químicas que favorecen la estabilidad emocional y metabólica. Alimentarla con ultraprocesados genera ruido. No culpa, ni pecado, ni castigo: química.

Los extremos dietéticos suelen ser más una respuesta emocional que una estrategia fisiológica. Comer con coherencia implica elegir alimentos que tu biología reconoce sin convertir cada comida en un examen de pureza.

**5. Poner límites: una intervención metabólica subestimada**

Cada vez que dices «sí» cuando en realidad quieres decir «no», tu sistema límbico lo interpreta como una amenaza. No como un gesto social, sino como una pérdida de control. Aprender a poner límites reduce la activación crónica del estrés. A veces, decir «no» libera más que cualquier indulgencia nocturna, aparte de que dura más.

¿Cómo se organiza esto en veintiún días (como fases, no como retos)?

Días 1–7: Reseteo de la alarma interna

La prioridad aquí no está en hacer más, sino en bajar el volumen. Reducir estímulos, proteger el sueño e introducir pausas de respiración. Se trata de una fase poco vistosa y nada heroica, pero absolutamente necesaria. El cuerpo necesita comprobar que no viene una nueva exigencia disfrazada de autocuidado.

Días 8–14: Reconectar con lo básico

Movimiento cotidiano, comida que nutra sin dramas, primeras fronteras claras con pantallas y demandas externas. No se trata de optimizar, sino de recordar sensaciones olvidadas: hambre real, cansancio legítimo y satisfacción simple.

Días 15–21: Construir coherencia

Aquí la motivación deja de ser el motor. Entra en juego la estructura mínima sostenible. No haces más cosas, sino las mismas, pero con menos fricción. El cuerpo empieza a confiar no porque seas perfecto, sino porque eres predecible.

Lo que este plan no es:

No es una limpieza milagrosa.

No es una promesa de transformación estética rápida.

No es una maratón de productividad disfrazada de bienestar.

Es un entrenamiento para vivir con menos inflamación y más tregua interna.

El metabolismo emocional no responde a retos de moda ni a gestas breves, sino a señales estables. No busca héroes de tres semanas, busca humanos que sepan sostenerse cuando el entusiasmo se va.

Este plan no es un desafío: es una tregua contigo. Una manera de recordarle a tu cuerpo que, esta vez, no lo vas a abandonar cuando deje de ser interesante.

Porque el cambio real no consiste en hacer mucho en poco tiempo. Consiste en hacer lo esencial el tiempo que haga falta.

Y, cuando falles —porque fallarás—, recuerda esto: el único hábito que no puedes perder es respirar. Exhala. Y vuelve.

*El único plan que funciona es el que puedes repetir después del día 22.*

# Capítulo 34
# Tu ecosistema invisible: el entorno como modulador emocional y metabólico

Cómo la luz, el ruido, los vínculos, los objetos
y las pantallas moldean tu biología sin que lo notes

Hay un momento del proceso de cambio que suele desconcertar incluso a las personas más reflexivas. No aparece cuando empiezan a entenderse mejor ni cuando toman decisiones valientes. Aparece más tarde, cuando ya han hecho trabajo interno, han ajustado hábitos y, aun así, algo no termina de asentarse. La sensación es extraña: sabes lo que te pasa, sabes lo que necesitas e incluso has cambiado conductas…, pero el cuerpo sigue tenso, reactivo, en guardia.

Ese momento no suele tener tanto que ver con la voluntad como con el lugar desde el que estás intentando cambiar.

Vivimos dentro de un cuerpo que nunca está aislado. El organismo responde de manera continua al ecosistema que lo rodea: personas, espacios, sonidos, ritmos y estímulos visuales y digitales. Todo eso actúa como una capa reguladora —o desreguladora— que orienta tu biología en una dirección concreta sin que debas hacer nada de forma consciente. El entorno no es un fondo neutro, sino un agente activo.

Por eso, muchas reeducaciones internas pierden fuerza cuando el contexto sigue empujando en sentido contrario. Puedes comprender tus patrones, identificar dinámicas que te desgastan y decidir salir de ellas; pero, si continúas habitando un ecosistema que normaliza la amenaza, el cuerpo no termina de asentarse. No por falta de compromiso, sino porque el suelo biológico desde el que intentas sostener ese cambio no acompaña.

Estamos diseñados para responder a la amenaza. Evolutivamente, esa capacidad nos permitió sobrevivir. El problema aparece cuando ese estado deja de ser puntual y se convierte en paisaje. Cuando la tensión, el ruido y la sobreestimulación dejan de percibirse como excepciones y pasan a vivirse como lo normal. En ese punto, el cuerpo se adapta. Y adaptarse no siempre significa sanar.

La adaptación crónica a un entorno hostil no se manifiesta como una alarma constante, sino como un nivel basal de activación que ya no se cuestiona. El sistema nervioso aprende a funcionar en ese rango. No se queja; se organiza. Y ahí es donde el desgaste se vuelve silencioso.

Este fenómeno se observa con claridad en los vínculos. Puedes estar en una relación que no te satisface no porque exista un conflicto evidente, sino porque el eje que la sostiene te drena. No siempre hay gritos, traiciones o escenas fácilmente señalables. A veces solo hay una sensación persistente de estar poniendo más de lo que recibes, de ajustar constantemente tu tono, tu ritmo o tus necesidades para que el sistema no se desestabilice.

Cuando, tras mucho tiempo, decides moverte, el entorno suele responder con frases tranquilizadoras que, sin mala intención, desautorizan tu experiencia corporal.

«Eso le pasa a todo el mundo».

«Todas las relaciones son así».

De pronto, lo que para tu cuerpo era una señal clara se convierte en duda. El malestar se relativiza, se intelectualiza, se normaliza. El caos compartido resulta cómodo porque no exige explicación: todos saben moverse ahí. Salir de él implica desalinearte de una narrativa colectiva, y eso tiene un coste biológico.

173

El sistema nervioso no evalúa tan solo la seguridad física. También evalúa la pertenencia. Cuando cambiar implica perder validación externa, el cuerpo entra en conflicto. No porque la decisión sea errónea, sino porque el entorno deja de funcionar como regulador. La amenaza ya no es explícita, pero la pérdida de referencia activa mecanismos antiguos. El organismo prefiere un mal conocido a una calma sin testigos.

El ecosistema no se limita a las personas, sino que incluye el clima emocional, los silencios, los ritmos, lo que se vuelve cotidiano. Incluye el ruido constante, la ausencia de refugio sensorial, la carga cognitiva permanente. El cuerpo no distingue entre ruido emocional y ruido ambiental, pues ambos se traducen como falta de seguridad.

El ruido adopta muchas formas. No es solo volumen alto o tráfico. Es estimulación continua sin espacios de retirada. Conversaciones superpuestas, pantallas encendidas de fondo, notificaciones que interrumpen cualquier línea de continuidad interna. Cuando el sistema nervioso no encuentra pausas claras, se mantiene en microalerta. No hay una amenaza concreta, pero tampoco hay tregua.

Tras años viviendo así, ocurre algo paradójico: el cuerpo pierde la capacidad de descansar en silencio. El silencio empieza a incomodar. Genera una inquietud difusa, una sensación de vacío o nerviosismo. No porque sea peligroso, sino porque dejó de ser familiar. El organismo se acostumbró a la estimulación constante como referencia de normalidad. Cuando esta desaparece, no sabe orientarse. Así que busca ruido. Busca fondo. Busca algo conocido, aunque resulte agotador.

Desentrenarse de ese ruido lleva tiempo. No basta con apagar de golpe estímulos. Hay que reeducar la percepción corporal. Permitir que el sistema nervioso aprenda, poco a poco, que el silencio no es ausencia, sino descanso. Como ocurre con cualquier reaprendizaje fisiológico, al inicio aparece incomodidad. No como señal de daño, sino como efecto de deshabituación.

Otro eje invisible del entorno es la carga cognitiva. Vivimos rodeados de decisiones, información e interrupciones. El cuerpo no procesa datos, pero sí procesa la sensación constante de tener que responder. Cada notificación, cada estímulo visual y cada objeto fuera de lugar añaden una pequeña activación. No lo suficiente como para que lo notes de forma consciente, pero sí para mantener un nivel basal de alerta.

Los espacios importan más de lo que solemos admitir. El orden no tiene que ver con control ni con perfeccionismo estético; tiene que ver con descanso biológico. Más allá del gusto personal, el entorno visual influye directamente en la carga atencional del cuerpo. Cada objeto sin función clara es un estímulo más que procesar. Cada acumulación innecesaria mantiene al sistema en una vigilancia suave pero constante.

No se trata de vivir en espacios vacíos ni asépticos, sino de reducir el ruido visual que no aporta orientación ni placer. El cuerpo agradece los entornos legibles, donde no tiene que estar evaluando constantemente qué es relevante y qué no. Cuando el espacio descansa, el sistema también lo hace.

La luz educa al sistema nervioso durante todo el día. No solo condiciona el sueño, sino que orienta la biología. Tanto la exposición a la luz natural como las variaciones de intensidad y el contraste entre momentos del día ofrecen referencias temporales claras. La iluminación artificial homogénea, los espacios cerrados y la ausencia de cambios lumínicos desdibujan esas referencias. Cuando el cuerpo no sabe en qué momento del día está, responde manteniéndose en alerta.

La ubicación también importa. No es lo mismo habitar un entorno que ofrece pausas naturales que uno donde todo es estímulo. El cuerpo registra la posibilidad de retirarse, de bajar el ritmo, de esconderse un poco. Cuando esa posibilidad no existe, la activación se cronifica. No porque el entorno sea peligroso en sí, sino porque no ofrece respiro.

Las personas forman parte del ecosistema como estímulos fisiológicos directos. Antes de que aparezca cualquier interpretación psicológica, el cuerpo ya se ha regulado —o desregulado— en presencia del otro. Hay presencias que aceleran sin decir una palabra. Otras permiten bajar un punto sin esfuerzo. No se trata de afinidad intelectual ni compatibilidad de valores, sino de regulación.

175

El cuerpo ajusta la respiración, la postura y el tono muscular según el ritmo de quien tiene enfrente. Aprende qué esperar de cada interacción. Y, si la mayoría de tus vínculos cotidianos viven en aceleración, tensión o imprevisibilidad, el sistema nervioso se adapta a ese clima. Cambiar hábitos internos sin cambiar de clima suele ser insuficiente.

Aquí aparece una de las ideas más incómodas del proceso de cambio: no todo se resuelve con más conciencia. Hay entornos que, por mucho trabajo interno que hagas, siguen empujando en contra. No porque sean «malos», sino porque no son compatibles con el estado fisiológico que intentas construir.

Ajustar el entorno no implica aislarse ni retirarse del mundo: implica dejar de exponerse de forma constante a lo que desorganiza. Elegir con más cuidado los estímulos, reducir ruido donde no aporta, crear refugios sensoriales, rodearte de presencias que no exijan explicación permanente.

El entorno no te transforma de golpe, sino que inclina la balanza cada día. Cuando acompaña, el cuerpo deja de gastar energía en defenderse y puede empezar a reorganizarse. No porque hayas hecho algo extraordinario, sino porque ya no está luchando contra todo a la vez.

Este suele ser uno de los aprendizajes más liberadores del proceso: descubrir que no todo depende de ti. No todo es trabajo interno. A veces, cambiar el entorno es la intervención más potente y menos heroica que puedes hacer. Abandonar una dinámica que no te cuida. Reducir estímulos innecesarios. Crear condiciones donde el cuerpo pueda bajar la guardia.

Cambiar el entorno constituye una forma silenciosa de crear seguridad. No porque el mundo se vuelva amable, sino porque has dejado de normalizar lo que te daña. El cuerpo lo reconoce. Siempre.

El ecosistema invisible no es un detalle secundario: es el terreno sobre el que intentas crecer. Y ningún organismo florece en un suelo que lo obliga a vivir en alerta constante. Cuando el entorno deja de ser hostil, el cambio deja de sentirse como una batalla interna y empieza a sentirse posible. Sostenible. Real.

Y, cuando el entorno acompaña, la biología responde.

*El cuerpo no cambia tan solo por lo que entiendes,*
*cambia cuando el entorno deja de obligarlo a defenderse.*

## Capítulo 35
# No es tu culpa, pero sí tu responsabilidad

### Llegaste hasta aquí buscando respuestas

Quizá llegaste hasta aquí buscando respuestas. Una causa clara, una explicación tranquilizadora, una pieza defectuosa que, una vez identificada, pudiera arreglarse. Quizá esperabas encontrar un enemigo concreto: una hormona rebelde, una glándula perezosa, una genética traicionera. Algo externo a ti que justificara el cansancio, la inflamación, la sensación persistente de estar siempre un paso por detrás de tu propia vida.

Y quizá no encontraste eso.

Encontraste algo más incómodo: un espejo.

Porque si algo deja claro este libro es que tu biología no está rota. No tienes un cuerpo defectuoso ni un metabolismo condenado desde el nacimiento. No eres un error de fábrica ni una excepción desafortunada en la lotería genética. Lo que tienes es una historia. Una forma de habitarte. Un guion aprendido que tu cuerpo sigue interpretando con una fidelidad impecable, aunque tú ya no recuerdes cuándo empezó a escribirse.

Pero ese guion no apareció de la nada, sino que se construyó a partir de experiencias, adaptaciones, silencios, exigencias y abandonos pequeños, casi invisibles. Tu cuerpo aprendió a sobrevivir en un contexto concreto, con las herramientas que tenía disponibles en ese momento. Y sobrevivir no siempre fue elegante, ni saludable, ni amable. Fue eficaz. Nada más.

Eso, conviene decirlo sin rodeos, no es culpa tuya.

Pero sí es tu responsabilidad.

Aquí suele aparecer la resistencia. La palabra «responsabilidad» incomoda porque se confunde con castigo. Porque durante mucho tiempo nos enseñaron que asumir responsabilidad era asumir culpa. Y la culpa, aunque duela, resulta curiosamente cómoda. Te ofrece un villano interno al que señalar y un ritual de expiación que cumplir. Me culpo, me castigo. Y el castigo me alivia momentáneamente, repito. Se trata de un circuito cerrado, predecible, casi tranquilizador. Un drama con guion fijo donde nada cambia de verdad.

Y la responsabilidad no funciona así.

La responsabilidad no ofrece villanos ni castigos, sino opciones. Y moverse implica incomodidad. Implica renunciar a la narrativa conocida, a la excusa que te protegía, al personaje que ya sabías interpretar. La responsabilidad no te permite quedarte quieto en el sufrimiento conocido, sino que te obliga a decidir qué haces ahora con lo que sabes.

Tu metabolismo emocional no necesita mártires ni víctimas. No necesita héroes agotados ni discursos épicos. Necesita adultos funcionales que puedan decir, sin teatralidad: «Esto no lo elegí, pero esto sí puedo elegirlo a partir de ahora».

Si has leído hasta aquí, ya sabes que no se trata solo de lo que comes, de cuánto duermes o de cómo te mueves. Eso importa, sí, pero no constituye el núcleo. El núcleo está en cómo vives. Cómo te hablas cuando nadie escucha. Cómo respiras cuando el cuerpo se tensa. Cómo negocias contigo mismo cuando algo te duele o te incomoda. Cómo te quedas o te vas de lugares que ya no te sostienen.

Tu tiroides no se levantó un día con ganas de arruinarte la vida. Tu insulina no conspira contra ti por diversión. Tu cortisol no disfruta manteniéndote en alerta. Tus neuronas no se inflaman por capricho. Ninguno de ellos tomó una decisión moral. Ellos se limitan a responder. Responden a señales repetidas. A rutinas sostenidas. A silencios prolongados. A patrones de abandono normalizados. A vínculos que exigen más de lo que ofrecen. A excusas que se convierten en estilo de vida.

179

Y aquí aparece la parte realmente incómoda: no es culpa tuya haber aprendido a sobrevivir así. Pero sí es tu responsabilidad decidir si quieres seguir viviendo en modo supervivencia cuando ya no hay tigres que cazar.

Porque los tigres de hoy no muerden, pero desgastan. Se llaman «prisa constante», «hiperexigencia», «ruido permanente», «desconexión corporal» o «postergación crónica». Se presentan como normalidad. Y el cuerpo, fiel a su función, se adapta. Mantiene un tono de alerta bajo pero continuo. Nunca suficiente para huir, nunca lo bastante bajo como para descansar.

Yo también me he contado historias. También he dicho «no tengo tiempo», «mañana empiezo» u «hoy no cuenta». Y a veces es verdad: hay días que no cuentan. Días de supervivencia real, de agotamiento legítimo, de tregua necesaria. El cuerpo lo sabe distinguir mejor que la mente. El problema aparece cuando esa excepción se convierte en norma. Cuando el «hoy no cuenta» deja de ser un descanso y pasa a ser una retirada silenciosa.

El cuerpo registra eso como abandono. No lo juzga, sino que lo archiva. Y te lo recuerda a su manera: en un sueño fragmentado, en una digestión inflamada, en una energía que nunca termina de llegar, en una sensación difusa de estar siempre cansado, incluso cuando te detienes.

La responsabilidad empieza cuando aprendes a distinguir entre necesidad y excusa. Entre descansar porque lo necesitas y abandonar porque te cansaste de intentarlo. Esa distinción no es moral: es fisiológica. El cuerpo la percibe con una precisión que la mente rara vez iguala.

Si buscas culpables, los encontrarás. En tu infancia, en tu contexto, en tu genética, en tu jefe, en tu pareja, en la cultura que glorifica el agotamiento. Todos tienen parte de razón. Sería ingenuo negarlo. Pero también sería cómodo quedarse ahí. Porque, mientras el foco esté fuera, no hay movimiento real.

La ciencia es clara en algo que resulta tan liberador como incómodo: tus hábitos diarios casi siempre moldean más tu biología que cualquier mutación heredada. Tu cerebro mantiene plasticidad hasta

180

el último día. Tus células responden al entorno que les ofreces. Tu sistema inmune se ajusta a las señales que recibe de forma repetida.

No puedes borrar el pasado. No puedes reescribir la historia. Pero sí puedes dejar de repetirla a nivel biológico. Ese es el núcleo de la responsabilidad: aceptar que, aunque no elegiste tus heridas, sí eliges cómo cicatrizan. No de una vez ni de forma perfecta, sino a través de decisiones pequeñas, sostenidas, a veces aburridas.

Y no, nunca lo harás todo bien. Nadie lo hace. Esperar perfección es otra forma sofisticada de excusa. Como no puedo hacerlo todo, no hago nada. Como no puedo sostenerlo siempre, abandono antes de empezar. La perfección promete control, pero en realidad paraliza.

La responsabilidad no te pide perfección: te pide constancia. Un límite dicho a tiempo. Una exhalación cuando el pecho se cierra. Una noche de sueño extra aunque no veas resultados inmediatos. Un gesto mínimo repetido cuando nadie aplaude.

La perfección es un *detox* disfrazado. La constancia es biología sostenida.

Probablemente, empezaste este libro buscando un manual para arreglar tu metabolismo. Y terminaste encontrando algo menos cómodo: la evidencia de que tu cuerpo no se arregla como una máquina averiada, sino que se escucha, se regula, se acompaña. Lo que callas, lo expresa. Lo que postergas, lo metaboliza. Y lo hace sin metáforas: con inflamación, insomnio, hambre constante y cansancio que no se va.

No es que tu cuerpo te ataque: es que habla en el único idioma que conoce.

No es tu culpa no haber tenido el manual antes. No es tu culpa que nadie te enseñara a leer estas señales. No es tu culpa haber confundido, durante tanto tiempo, exigencia con cuidado. Pero, ahora que lo sabes, hay algo que ya no puedes hacer: mirar hacia otro lado.

A partir de aquí, la responsabilidad es tuya. No como castigo, sino como poder.

El poder de no repetir la historia.

El poder de no vivir huyendo de amenazas que ya no existen. El poder de exhalar y decir, sin grandilocuencia: «Hoy empiezo distinto, aunque sea con algo mínimo».

Tu metabolismo emocional no quiere superhéroes: quiere humanos que sepan parar sin desaparecer. Que puedan fallar sin abandonarse. Que entiendan que la seguridad no se construye con gestos épicos, sino con señales repetidas que dicen: «Puedes confiar en mí».

No es tu culpa lo que heredaste.

No es tu culpa cómo aprendiste a sobrevivir.

No es tu culpa que tu cuerpo reaccione como reacciona.

Pero es tu responsabilidad lo que haces ahora con esta información.

Y esa responsabilidad, bien entendida, no pesa, sino que libera.

Porque la biología no entiende de discursos motivacionales ni de promesas grandilocuentes. Entiende de coherencia. De ritmo. De señales sostenidas en el tiempo. De cuerpos que dejan de exigirse para empezar, por fin, a escucharse.

Ahí empieza todo.

Y también termina.

*No es tu culpa la herida. Pero sí es tu responsabilidad la cicatriz que decides llevar.*

# Epílogo

## Cuando el cuerpo ya no necesita gritar

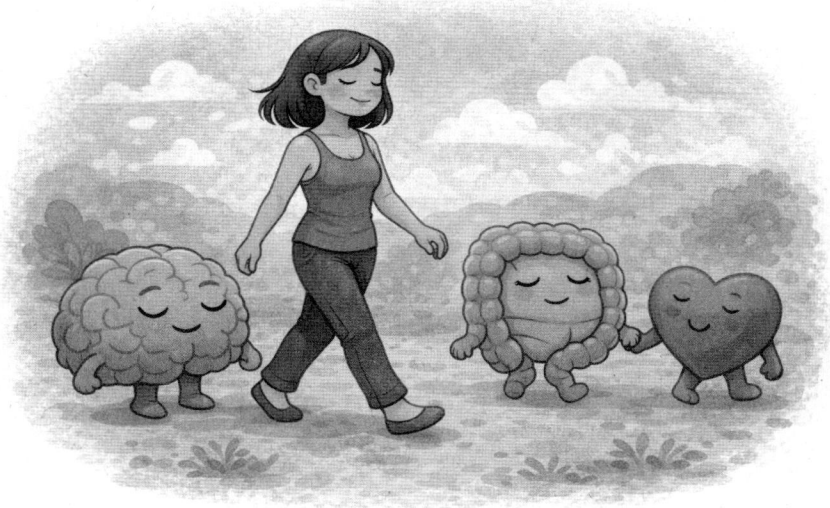

Cuando empecé a escribir este libro no tenía una estructura clara. No había capítulos, ni bloques, ni un índice ordenado. Había algo mucho más caótico y, a la vez, más honesto: la necesidad de entender. De poner palabras donde solo había ruido. De ordenar, aunque fuera un poco, el desorden que veía cada día en consulta, en las guardias, en los cuerpos de mis pacientes... y también en el mío.

Este libro nació como nacen muchas cosas importantes: sin forma definida, pero con intención. La intención de escuchar mejor. De mirar el cuerpo más allá de la analítica. De entender por qué personas que «lo hacen todo bien» siguen sintiéndose mal. Por qué la inflamación no siempre grita donde esperamos. Por qué el cansancio no siempre desaparece durmiendo. Por qué el cuerpo insiste cuando la mente ya se rindió.

Aquí hay ciencia, sí. Pero también hay vida. Hay historias que no llevan nombre propio, pero tienen rostro. Hay pacientes que ocupan mis pensamientos mucho después de salir de la consulta. Hay decisiones tomadas a las tres de la madrugada, con el hospital en silencio y la cabeza demasiado despierta. Hay insomnios hiperproductivos que he criticado mil veces... y que, sin embargo, reconozco. Porque muchas de estas páginas se escribieron ahí. En ese espacio extraño donde el cansancio y la lucidez conviven.

Escribir este libro también fue una forma de acompañarme. De ordenar mis propios patrones. De ponerle biología a cosas que durante años solo parecían emocionales. De reconciliarme con un cuerpo exigido, pero profundamente inteligente. Y de recordar algo que a veces olvidamos en el sector médico: que entender no siempre cura, pero alivia. Y que sentirse entendido, aún más.

Si has llegado hasta aquí, ya lo sabes: el cuerpo no falla porque sí, sino que responde, se adapta, compensa. A veces grita porque no le quedó otra forma de hacerse escuchar. Y aprender a escucharlo no es un acto heroico ni inmediato: es un proceso. Incomodante, a ratos. Liberador, con el tiempo.

Este libro no pretende darte respuestas cerradas ni recetas universales. Pero ojalá te haya dado algo mejor: preguntas más precisas. Una forma distinta de mirar tus síntomas. Menos culpa. Más contexto. Más respeto por lo que tu biología lleva tiempo intentando decirte.

Me gustaría que estas páginas te acompañen más de una vez. Que no se lean de corrido, sino por partes. Que haya frases que te obliguen a parar y respirar. Que encuentres aquí palabras para cosas que sentías, pero no sabías cómo nombrar. Y, si en algún momento dudas de ti, que recuerdes esto: no es tu culpa que tu cuerpo se haya adaptado así. Pero, ahora que entiendes un poco más, sí tienes margen para elegir distinto.

Gracias por leer con tiempo.

Gracias por sostener la incomodidad de algunas páginas.

Gracias por confiar en que el cuerpo, incluso cansado, sabe volver a casa.

El libro termina aquí.

El proceso, no.

# Agradecimientos

A mi cuerpo. No por ser fuerte ni resistente, sino por haber sido honesto. Por haber aprendido a gritar en silencio cuando yo aún no sabía escuchar. Por sostenerme incluso cuando lo empujé más allá de lo razonable. Por enfermar cuando necesitaba frenar, por cansarse cuando yo insistía en seguir, por no rendirse nunca aunque a veces yo sí lo hiciera. Este libro no existiría sin sus señales incómodas, sin su paciencia biológica, sin su forma tan poco poética y tan precisa de decir la verdad.

A mis pacientes. Porque cada historia que me confiaron terminó siendo también un espejo. Porque, al escuchar sus cuerpos, aprendí a escuchar el mío. Porque me enseñaron que no hay síntomas aislados, sino vidas completas intentando adaptarse. Gracias por la confianza, por la vulnerabilidad compartida y por recordarme, una y otra vez, que la clínica real ocurre en el encuentro humano, no solo en los protocolos.

A mis colegas y maestros. A quienes me enseñaron ciencia con rigor, pero también con humildad. A quienes demostraron que el conocimiento no se opone a la humanidad y que la precisión no está reñida con la compasión. Gracias por recordarme que detrás de cada marcador bioquímico hay una biografía, y que comprender un cuerpo exige escuchar su historia, no solo medirla.

A mis amigos. A los que estuvieron sin necesidad de entenderlo todo. A los que sostuvieron sin preguntar, a los que respetaron silencios y celebraron avances invisibles. Gracias por ser regulación cuando el mundo apretaba, por la risa oportuna, por la presencia que no exige explicaciones. Algunos vínculos no curan, pero regulan. Y eso lo cambia todo.

A mi familia elegida. Por crear un espacio donde la ternura no necesita justificarse, donde bajar la guardia no se vive como debilidad, donde el descanso es legítimo. Gracias por ofrecer un lugar seguro cuando el cuerpo necesitaba dejar de defenderse. Eso también es biología compartida.

Y a ti, lector o lectora. Gracias por abrir estas páginas con la sospecha —o la intuición— de que algo en ti pedía ser escuchado. Gracias por no buscar soluciones rápidas, por quedarte cuando el espejo incomodaba, por leer con el cuerpo, además de con la cabeza. Si este libro logró que te trates con un poco más de respeto, con algo menos de exigencia y con más responsabilidad amorosa, entonces ya cumplió su función. Porque escuchar al cuerpo no es un acto heroico: es un gesto íntimo. Y tú decidiste hacerlo. Gracias.

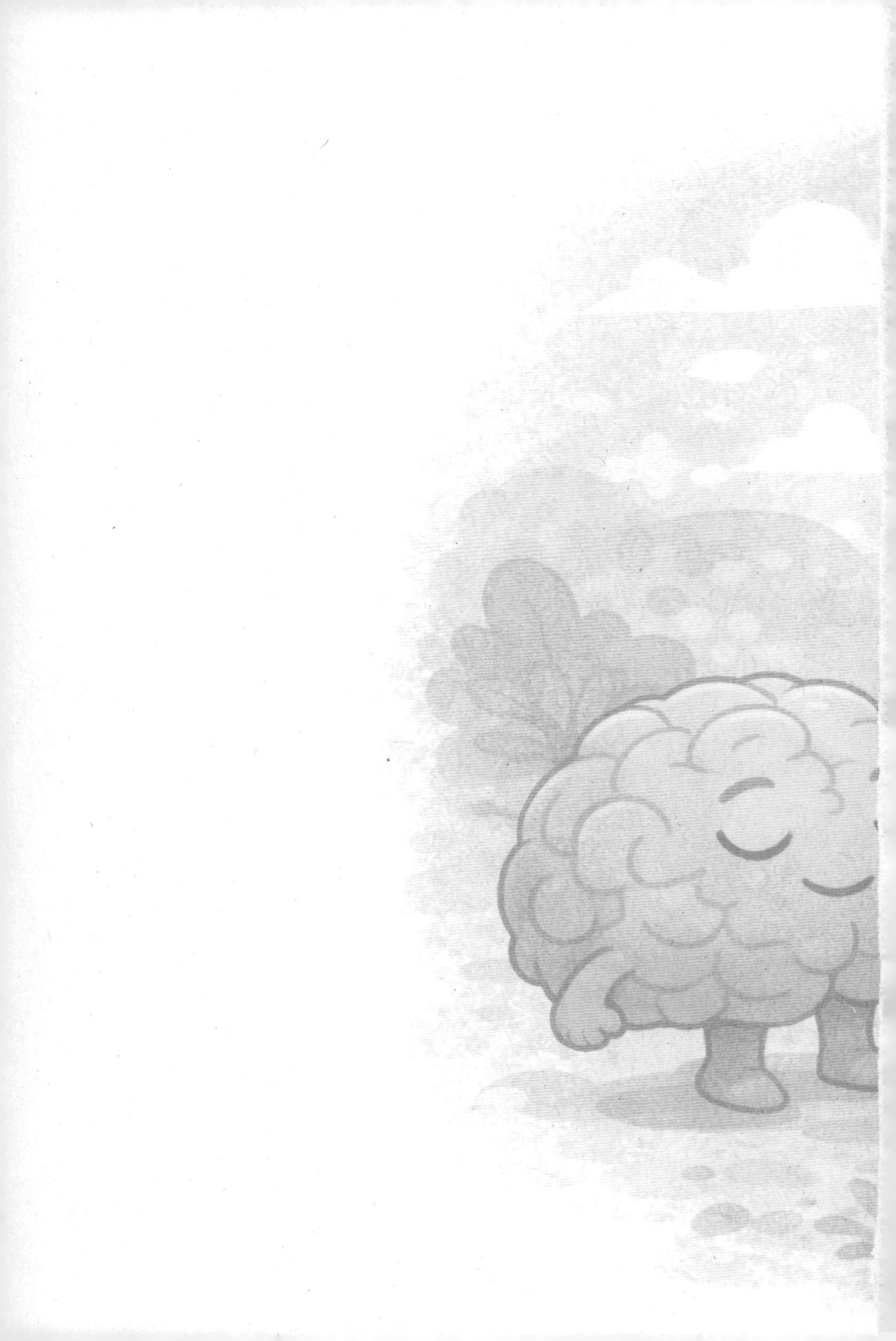